KB054387

요즘, 엄마들의
다이어트

요즘, 엄마들의 다이어트

클로이(이서연) 지음

izi 이지퍼블리싱

지속 가능한 다이어트를 꿈꾸며

나는 어렸을 때부터 뚱뚱하고 약한 아이였다. 내 몸이 뚱뚱하다는 걸 인지하고 난 후부터 다이어트를 하기 시작했고 20년가량 다이어트와 요요를 반복하면서 수많은 다이어트를 해 봤다.

다이어트에 실패할 때마다 떨어지는 자존감과 심한 우울감을 경험했고 이런 감정에서 벗어나기 위해 몸을 망가뜨리더라도 더 빠르고 강력하고 효과 좋다는 다이어트를 찾아다녔다. 중학교 3학년 때부터 내 삶은 체중을 중심으로 살아왔다. 아침마다 체중을 재고 0.1kg이 빠져 있으면 너무나 행복하고 0.1kg이라도 증가한 날은 하루 종일 몸무게 생각만 하고 다녔다. 다이어트는 힘든 거니까 당연하다고 여겼다. 레몬 디톡스, 저탄수, 고지방, 원푸드 등 세상의 다이어트 중 해 볼 수 있는 것들은 다 해 보려고 했지만 매번 실패했다.

결국 나는 끝까지 갔다. 한약, 식욕억제제, 지방흡입술은 물론 위밴드 수술까지 손을 댔다. 나는 성공했을까? 심각한 부작용으로 의료 소송을 하는 지경까지 갔다. 그렇게 죽음의 문턱을 여러 번 갔다 오니 그저 살고 싶었다. 다이어트라는 감옥에 갇혀 행복한 적이 없었던 내 청춘이 아까웠다. 이제라도 내 몸을 운명으로 받아들이고 행복하고 싶었다.

우아하고 건강한
할머니가 되고 싶다

그렇게 생각을 바꾸고 계획도 바꾸고 나니 자존감이 떨어지거나 우울감이 생기지 않고 긍정적으로 다이어트를 할 수 있었다. 다이어트로 어떤 변화들이 생겼는지 궁금할 것이다. 외모가 변하는 것은 당연하다. 눈에 보이는 것부터 보이지 않는 변화까지 내 일상에서 많은 변화가 일어났다. 나는 누구나 알고 있고 예측 가능한 외적인 것보다 내적인 부분에 대해 더 이야기하고 싶다.

나는 매달 생리가 시작될 즈음이면 초콜릿이 너무 당긴다. 예전에는 절식을 했기 때문에 생리 때가 되면 눈이 돌아가서 서랍장을 열고 눈에 보이면 그냥 집어 먹곤 했다. 지금도 생리 기간이 되면 초콜릿을 꼭 먹어 주어야 하는 건 마찬가지이지만, 왜 단 것이 당기는지 원인을 알고 있으니 만족할 만큼만 먹게 되고 폭식을 하지 않는다. 피곤한 날은 평소보다 많이 먹기는 하지만 그다음 날 좌절감을 느끼지 않는다. 지금 당장의 체중보다 앞으로 할머니가 되어서까지 건강하고 아름다운 몸을 갖기 위한 과정이라고 내 마음을 컨트롤하니 현재 이런 작은 사건들이 나를 흔들 영향력이 없어진 것이다.

다이어트를 하면서 가치관이 변했다. 진정한 건강이 무엇인지 생각하게 되었고 건강한 할머니가 되고 싶어졌다. 그러니 당장 주변 지인이 10kg 감량한 것이 부럽지 않았다. 어떻게 유지하느냐가 내게는 더 중요하니까. 인간은 자연스럽게 노화를 경험한다. 얼굴에 주름도 늘고 중력의 영향을 받아서 등도 굽어진다. 건강한 할머니가 되는 것이 캐나다에 와서 결혼을 하고 출산을 한 후 더 구체화되었다.

나의 목표는 바르고 우아한 자세를 가진 건강한 몸의 할머니가 되는 것이다. 그 안에 담긴 자신을 사랑하는 태도까지 말이다. 내 몸을 사랑해야 다른 사람도 사랑할 수 있다.

사랑받아본 사람이 사랑을 줄 준 안다는 말을 들어 봤을 것이다. 다이어트를 했던 지난 20년은 다른 사람이 내게 주는 사랑보다 내가 나에게 주는 사랑이 얼마나 중요한지 몸소 느낀 시간이었다. 아무리 부모님, 연인이 나를 사랑해 준다고 해도 내가 나를 사랑하지 않으니 한없이 작고 쓸모없이 느껴졌다.

아름답지 않아서 아니라
나를 사랑하기 위해서

나는 세상의 모든 다이어트를 섭렵하고 온갖 부작용을 겪으며 다짐했다. 다이어트의 늪에서 나오기로. 뚱뚱해도 건강이라도 찾아보자고 생각했다. 그리고 운동을 하고 식이도 차근히 하면서 몇 년에 걸쳐서 컨디션을 되찾았다. 그리고 나니 다이어트를 할 힘과 용기가 생겼다.

조금 통통한 몸이었지만 컨디션이 올라오니 세상이 얼마나 아름다웠는지 모른다. 약속이 있어서 집에서 나와서 길을 걷는데 따스한 햇볕과 꽃내음이 얼마나 가슴 벅찼는지 어떤 단어로 형언할 수 없을 정도였다. 다이어트로 거식증과 폭식증에 사로잡힌 내게 햇빛은 견디기 힘든 존재였다. 다른 사람이 볼 수 있는 한낮이 싫었고 비가 오거나 깜깜한 밤만이 마음의 안정을 줬다. 그동안 계절을 흠뻑 느껴본 적이 없었다. 이렇게 봄, 여름, 가을, 겨울을 흠뻑 느낄 수 있다니. 벅차서 눈물이 다 났다.

체중이 전부인
삶을 살지 말길

아름다운 청춘을 갉아먹은 다이어트에 대한 이야기를 책으로 낼 거라고는 상상조차 해 보지 못했다. 당부하고 싶다. 절대 '다이어트 할 수 없는 이유'를 찾지 마라. 해야만 하고 할 수 있는 상황을 만들고 이어가라. 다이어트의 본질은 나의 건강이고 스스로의 모습을 그대로 인정하고 사랑하기 위한 과정이라는 것을 잊지 마라. 아름답지 않아서 다이어트를 하는 것이 아니다. 더 건강한 삶을 위해 다이어트를 하는 것이다. 당신이 어떤 모습이든 아름답다.

건강한 삶을 위해 식이와 운동을 함께하는 다이어트가 되어야지 다이어트를 위한 다이어트를 하지 마라. 그리고 자신을 믿어라. 체중이 삶을 지배할 수 없고 지배하게 놔두지도 마라. 세상은 체중이 아니고도 행복하고 즐거운 일들이 너무나 많았는데 나는 모두 놓치고 살았다.

　　그리고 유연한 마음과 사고를 가져라. 나를 예쁘고 사랑스럽게 바라봐 주고 긴 시간 함께하는 친구라 생각하라. 마음이 풀리니 호흡도 편안하게 할 수 있었다. 그리고 내가 그렇게 고치고 싶었던 새가슴과 관절의 '닫침'이 어느 순간 어떻게 좋아졌는지도 모르게 자연스럽게 제 자리를 찾았다.

　　많은 분들이 다이어트로 인해 자존감이 떨어지고 실제의 몸보다 자신을 낮게 평가하고 있다. 몸과 마음은 연결되어 있다. 몸이 변하면 마음이 변한다. 또 마음이 변하면 몸이 변한다. 종이 한 장 뒤집 듯 작은 차이지만 종이를 뒤집어 몸과 마음을 변화시키기란 얼마나 큰 용기가 필요한지 알고 있다.

　　여러분은 그 힘을 이미 가지고 있다. 어디서부터 손대야 할지 막막해도 그저 묵묵히 그 길을 걸어가 보라. 멈추지만 않는다면 길은 당신을 원하는 곳으로 데려다줄 것이다. 세상이 끝난 줄 알았는데 나에게 새로운 삶이 열린 것처럼 말이다.

엄마에게도
전성기는 온다

나는 필라테스 강사로 살다 엄마가 되었는데도 출산 후 살을 빼는 데 어려움을 겪었다. 엄마가 되었어도 예쁘고 싶었다. 엄마의 다이어트는 달랐다. 몸이 다르고 시간이 많지 않고 스트레스가 심했다. 무엇보다 체력이 없었다. 내가 다이어트에 실패한 것은 나약한 의지력 때문이 아니었다. 체력이 없어서 꾸준한 의지를 갖고 할 수 없었다는 걸 나중에야 깨달았다. 그 사실을 모른 채, 막무가내로 굶거나 운동만 하니 실패할 수밖에 없었던 것이다.

강사로서 수강생 수백 명의 몸을 보고 변화를 관찰해 보니 의지의 문제만이 아니라는 게 더 확실해졌다. 나 역시 죽음의 끝에 설 만큼 다이어트가 간절했지만 밑받침되어 줄 체력이 없었고 올바른 방법과 더불어 마인드 컨트롤의 중요성을 알지 못하고 수십 년을 헤매고 다녔다.

어떤 방법과 마음으로 체력을 키워서 체중을 감량해야 하는지, 어떻게 해야 내가 만족하는 목표를 이룰 수 있는지, 어떻게 보다 쉽고 빠르게 평생 나의 워너비 몸매로 살 수 있는지 이야기하려고 한다. 이 글을 읽는 분들은 내가 돌아온 길을 가지 않고 즐겁고 행복한 다이어트를 하길 간절히 바란다.

이 책을 쓰기까지 많은 이들의 도움이 있었다. 나의 영원한 인생 멘토 '미세스쩐' 한혜진 선생님, 이은완 님, 명재은 님, 박영수 님에게 감사한다. 무한지지를 보내 준 나의 남편 최원영에게도 고맙다. 또한 오롯한 한 사람으로서의 삶을 언제나 응원해 주는 나의 부모님 최은주, 최창익 님께도 표현할 수 없는 깊은 감사의 마음을 전한다. 끝으로 나에게 엄마라는 가슴 벅찬 삶을 만나게 해 준 나의 아들 영준이와 서준이에게 크기를 잴 수 없는 사랑을 보낸다.

클로이(이서연)

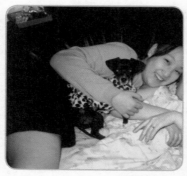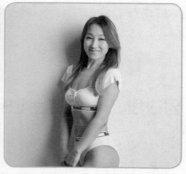

고등학생 시절 나의 모습과 둘째까지 출산 후 다이어를 한 나의 모습

차례

프롤로그_ 지속 가능한 다이어트를 꿈꾸며 · 004
클로이의 부위별 운동법 · 016

| 1장 |
46kg이 되면 행복할 줄 알았다

내려가라, 내려가라 _한약 다이어트 · 020
식욕을 0으로 없애고 싶었다 _식욕억제제 · 025
몸에 있는 지방을 다 빼 주세요 _지방흡입술과 위밴드 수술 · 030
죽음의 문턱에서야 달라진 몸에 대한 생각 · 037

| 2장 |
엄마의 다이어트는 다르다

임신과 출산, 다시 시작된 다이어트 · 044
밥심 없이 아이를 키울 수 있나요? · 047
시련과 함께 다시 찾아온 폭식 · 051
성하지 않은 몸으로 다이어트가 안 되는 이유 · 056

| 3장 |

다이어트 전에 체력을 키워라

실패는 부족한 의지력 때문이 아니다	· 062
덧셈뺄셈 한 달 하고 곱셈하고 싶어 하지 마라	· 065
해 보지 않으면 모른다 _나에게 맞는 식이와 운동 찾기	· 069
사회생활하려면 못한다고요?	· 074
나의 피로는 육체에서 올까, 정신에서 올까	· 078

| 4장 |

완벽이 아닌 한발 나아가기부터

최소한의 스트레스를 받는 방법으로	· 084
배와 엉덩이를 가리고 싶지 않아서	· 087
폭식하는 당신에게	· 091
건강한 돼지가 되었다 해도	· 096
30년 넘은 몸을 어떻게 3개월에 바꿔요?	· 099
이제는 그냥 움직일 때	· 102

| 5장 |

평생 가는 건강한 몸을 만드는 법

워너비 만들기	· 108
틈새 운동의 강력한 힘	· 113
근력 운동과 유산소 운동의 적절한 비율	· 119

운동은 해도 식이는 어렵다면　　　　　　　　　　　　• **123**

몰라서 잘못했던 식이 바로잡기
_견과류, 스무디, 주스, 지방 그리고 단백질에 대해　　• **126**

탄수화물을 두려워하지 마라　　　　　　　　　　　• **133**

단백질에 대한 오해　　　　　　　　　　　　　　• **136**

할머니가 되어도 할 수 있는 건강한 식이와 운동　　• **139**

다이어트 기간을 정하는 방법　　　　　　　　　　• **142**

살이 안 빠지는 체질?　　　　　　　　　　　　　• **146**

정체기를 극복하는 법　　　　　　　　　　　　　• **150**

딱 3일만 식이 점검해 봅시다　　　　　　　　　　• **154**

처음엔 꾸역꾸역해도 나중엔 루틴으로　　　　　　• **156**

| 6장 |

자신을 감옥에 가두지 마라

다이어트는 실패할 수 있다　　　　　　　　　　　• **162**

마음이 열려야 몸도 변한다　　　　　　　　　　　• **165**

아메리카노를 좋아한다는 거짓말　　　　　　　　• **169**

할 수 있다는 믿음　　　　　　　　　　　　　　• **172**

나로 사는 시간이 있어야 다이어트를 지속할 수 있다　• **175**

| 7장 |

엄마들이 자주하는 질문 Q&A

출산 후 100일 안에 빠지지 않으면 평생 가나요?　　• **182**

아이가 잠을 안 자면 운동을 못해서 짜증이 나요　　• **186**

체력을 키우고 싶어요 · 191

운동을 하다 말다 해서 이젠 시도도 안 하니 어떡하죠? · 195

동작이 정확한지 의심스러워요 · 198

꼭 PT를 받아야 하나요? · 204

운동 중 호흡은 어떻게 해야 할까요? · 210

식사 전후 언제 운동해야 하나요? · 214

복근 운동을 할 때 목이 아픈데 계속해도 되나요? · 216

플랭크를 제대로 하려면 얼마나 걸리나요? · 219

식단과 운동, 무엇이 더 중요한가요? · 223

체중이 변하지 않아요 · 227

어떤 것부터 해야 할지 모르겠어요 · 232

허벅지가 두꺼워질까 봐 운동하기 겁나요 · 235

부분 비만, 해결할 수 있을까요? · 238

운동을 하지 않으면 너무 불안해요 · 242

오랜 운동시간에 집착하게 돼요 · 245

에필로그_ 인생은 길어요 · 250

클로이와 다이어트한 엄마들의 생생 후기 · 254

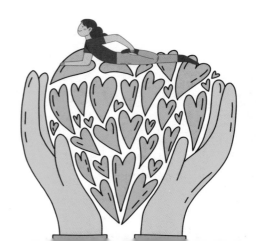

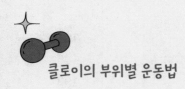

클로이의 부위별 운동법

❶ 허벅지 셀룰라이트 제거 운동

셀룰라이트 제거에는 무엇보다 몸의 순환이 중요하다. 하체 스트레칭과 함께 해 주면 더욱더 효과를 볼 수 있다.

❷ 출산 후 처진 뱃살 운동

임신과 출산으로 인해 늘어난 뱃살은 엄마들의 가장 큰 고민이다. 뱃살만 빠져도 체형이 달라짐을 느낄 것이다.

❸ 복근 만드는 트위스트 플랭크

엎드린 자세에서 양 팔꿈치와 발끝을 매트에 대고 몸을 지지하는 플랭크 자세에서 시작한다. 몸통을 비틀어 양쪽 골반이 매트에 닿기 직전까지 내려 주는 동작이다.

❹ 애플힙 만드는 엉덩이 운동

누운 상태에서 무릎을 접어 양 발바닥을 매트에 댄 후 엉덩이를 들어 올리는 브릿지 동작을 반복한다. 누워서도 할 수 있고 아이와 함께할 수도 있다.

❺ 앉아서 하는 팔뚝 살 제거 운동

팔뚝 살뿐 아니라 옆구리, 겨드랑이 안쪽 살까지 자극해서 매끈한 팔을 만들어 준다. 동작을 할 때는 어깨의 힘을 풀고 최대한 팔 안쪽에 집중한다. 앉아서 하기 때문에 등을 곧게 펴고 가슴을 여는 것도 중요하다.

❻ 라운드 숄더 교정 운동

아이를 자주 안으면 라운드 숄더와 어깨 통증이 생기는 경우가 있다. 어깨를 개운하게 펴 주는 운동을 반복하면 나아진다.

❼ 도저히 시간이 없을 때 7분 전신 운동

시간이 없을 때 짧지만 굵게 할 수 있는 운동으로 전신의 자극을 강하게 주는 동작들로 구성되어 있다.

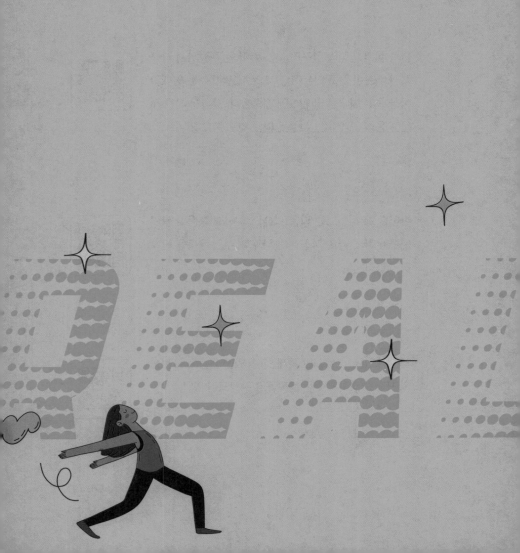

〈 1장 〉

46kg이 되면
행복할 줄
알았다

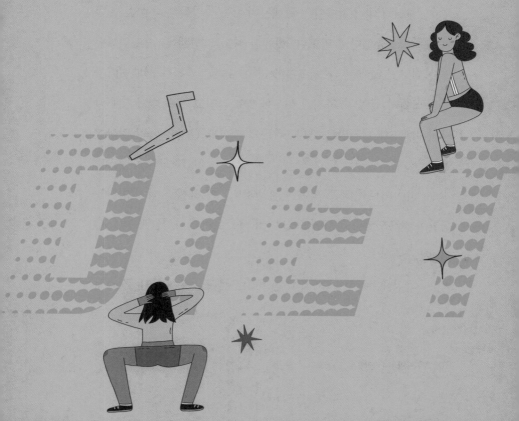

내려가라, 내려가라

_한약다이어트

예전의 내가 얼마나 뚱뚱했는지 아는 사람들은 나를 보고 다이어트에 성공했다고 말했다. 한동안 나도 그렇게 알고 있었지만 얼마 지나지 않아서 나는 그게 성공이 아니라 완전한 실패였다는 것을 느끼게 되었다. 하지만 아무에게도 알리고 싶지 않았기에 나 자신에게조차 거짓말을 했다. 때문에 폭식과 절식은 나의 일상이었다.

다이어트와 체중 외에는 아무것도 중요하게 느껴지지 않는 생활이 반복되었고 하루에 수십 번씩 체중계에 올라가는 습관이 생겼다.

아침에 눈을 뜨자마자 나는 머리끈부터 속옷까지 내 몸의 무게를 제외한 어느 무게도 추가되지 않도록 모든 것을 벗어 두고 체중계에 올라갔다. 숫자가 나오기 전 2~3초 동안 떨리는 마음으로 기도를 한다. '0.1kg이라도 내려가라, 내려가라…' 숫자가 삐 소리를 내며 나왔다.

0.1kg 증가. 이런 날은 우울함을 이기지 못하고 아무것도 먹지 않고 물만 마셨고 방에 커튼을 모두 쳐 놓고 침대에서 나오지 않았다. 학교에 가야 하는 날이면 갈까 말까 수백 번을 고민했고 설령 학교에 가도 수업은 귀에 들어오지 않았고 점심시간에도 혼자 물끄러미 앉아 있었다. 물 말고는 아무것도 먹지 않았으며 먹어 봐야 토마토 2개 정도로 하루를 보내곤 했다.

그리고 그다음 날 0.1kg이라도 빠지면 세상을 다 가진 듯 뛸 듯이 기뻤다. 그러나 기쁨도 잠시, 체중이 빠졌다는 안도감과 그 전날 아무것도 먹지 않은 탓에 다시 이성의 끈을 놓고 먹기 시작했다.

부엌 씽크대의 서랍을 열어서 눈에 들어온 과자봉지를 닥치는 대로 뜯고, 밥솥을 열어서 선 채로 밥을 퍼 먹다가, 급기야 슬라이스 치즈를 가져와서 따뜻한 쌀밥에 얹어 먹었다. 너무나 맛있었다.

침대로 와서 드러누웠다가 볼록 나온 배를 보니 갑자기 걱정이 밀려 왔지만 그것도 잠시였다. 곧장 다시 입이 심심해 부엌으로 가서 엄마가 만들어 놓은 꽁치조림을 마구 먹었다.

거듭되는
폭식과 단식

식욕을 점점 조절하지 못한다고 느끼던 어느 날, 다이어트 한약 광고를 보자마자 이끌리듯 한의원으로 들어갔다. 한의사 선생님이 설명하는 것은 들리지도 않고 그냥 약만 빨리 받아서 먹어 보고 싶었다. 살을 뺄 수만 있다면 '뭐 이 정도야' 싶은 마음으로 큰돈을 카드로 결제했다. 엄마가 나중에 알게 된다고 해도 이미 먹은 약을 어떻게 하지는 못하겠지 하는 심산이었다. 집에 돌아오는 발걸음이 너무나 가볍다. 벌써 약을 먹고 살이 빠진 것마냥 한약을 먹고 달라진 모습이 상상이 되어서 신이 났다. 이 한약이 지금까지 나를 괴롭히던 살과의 전쟁에서 나를 구해 줄 것만 같았다. 먹자마자 느껴지는 강력한 느낌. 식욕이 하나도 없다. 일주일 내내 거의 아무것도 먹지 못했는데 폭식을 하지 않는다니, 이럴 수가.

그렇게 2주가 지났고 한 달이 지나고 나니 손이 떨렸다. 뭐지? 학교에 가려고 나서는데 심장소리가 귀에 들릴 만큼 빠르고 심하게 뛴다. 뭐지? 다음 날 일어나는데 앞이 하얗게 되어 일어설 수 없었다. 잠시 누워 있다가 체중을 재 보니 몸무게가 줄었다. 숫자를 본 순간, 이쯤은 이겨 낼 수 있다 싶었다.

한약을 먹은 지 2개월. -7kg. "말도 안 돼. 두 달 만에 7kg 감량이라니. 3개월을 먹으면 도대체 얼마나 빠지는 거야." 신이 나서 약을 먹었다. 손 떨림과 심장 두근거림이 점점 심해졌지만 체중계의 숫자를 볼수록 3개월 치 약을 끝까지 먹어야 한다는 의지만 높아졌다. 3개월째. 아직 약은 몇 주 분이 남아 있었다. 9kg이 빠져서 46kg. 본 기억조차 없는 체중계의 숫자를 보고 학교에 가려고 집을 나서는데 그렇게 자신감이 있을 수 없었다.

그런데 갑자기 손 떨림이 또 시작되었다. 좀처럼 진정이 되지 않아서 집에 돌아오려는데 몸이 말을 듣지 않았다. 어떻게 집에 돌아왔는지도 모를 정도로 정신없이 돌아와서 침대에 누웠고 깜깜한 방안에서 천장을 보고 있다가 잠이 들었다. 자정 즈음이 되어서 눈을 떴는데 힘이 하나도 없었다. 이렇게 힘든데 살이 빠졌겠다 싶어서 체중계에 또 올라갔다.

드디어 맞이한 저체중
그러나 실신도 세트로

45.9… 45kg이야! 45kg!! 하루 종일 이렇다 할 걸 먹지 못한 터라 입이 터질까 봐 빨리 한약 한 봉지를 뜯어 먹고는 TV를 보다가 잠이 들었다. 다음 날 아침 거울에 보이는 앙상한 팔과 다리가 그렇게 예뻐 보일 수가 없다. 학교 갈 준비를 해서 나가는데 햇빛도 공기도 좋은데 기운이 없어서 한걸음 떼는 것이 힘들지만 다리 사이로 스치는 살이 느껴지지 않아서 좋다. 툭….

쓰러지고 말았다. 얼마나 길에 쓰러져 있었을까 길을 가던 한 아주머니가 일으켜 겨우 눈을 떴고, 건너편 보이는 내과에 데려다주셨다. 감사인사를 하고 진료를 보는데 의사 선생님께서 저체중에 혈압이 낮으니 잘 먹고 잘 쉬라고 하면서 링거를 맞고 돌아가라고 했다. 심각한 의사 선생님의 표정과 달리 저체중이라는 말을 들으니 얼마나 기뻤는지 모른다.

집으로 돌아와 잠에 들었다. 입이 타는 느낌에 물을 마시러 일어난 순간, 심장이 터지는 느낌이 엄습했다.

식욕을 0으로 없애고 싶었다

_식욕억제제

정신을 차려 보니 사방이 어두컴컴했다. 일어설 힘도 없어서 기어서 겨우 방으로 갔다. 내 몸이 이상한 것을 감지했고 그날은 어떻게 잠이 들었는지 모르겠다. 다음 날도 손 떨림이 멈추지 않고 앞이 하얗게 보이는 증상이 반복되자 덜컥 두려웠다. 컨디션이 바닥이지만 아침 공복에 체중 재는 것을 미룰 수는 없었다. 46kg, 이 정도면 됐으니 더 이상 욕심내지 말자고 마음속으로 되뇌고 한약을 끊기로 결심했다.

이제 운동을 하자고! 집 앞 헬스장과 요가원에 등록했다. 먹지 않고 다이어트를 한 게 4년 이상이라 체력이 바닥나 있다는 사실을 모르고 있었다. 10분도 채 되지 않는 거리의 센터에 걸어갈 엄

두가 나지 않아서 매번 수업을 예약해 놓고 가지 못했다. 간다고 해
도 금방 지쳐서 수업의 반도 채우지 못하고 돌아오는 날이 대부분
이었다.

설상가상으로 한약을 끊자마자 폭식이 찾아왔다. 3개월을
굶다시피 하니 하루 종일 먹을 생각밖에 나지 않았고 배가 찢어질
듯한 느낌이 들 때까지 종류에 상관없이 손에서 음식을 놓을 수가
없었다. 그렇게 먹은 다음 날은 위가 아프고 속이 울렁거려서 종일
누워 있어야 했다. 악순환이 반복되었다.

모두가 나를 뚱뚱하다고
생각할 것 같아!

한 달 반이 지나자 11kg이 늘어 57kg이 되었다. 4개월이라는
짧은 시간 동안 11kg이 왔다 갔다 한 셈이다. 그야말로 고무줄 체중
이다. 급격한 체중 변화로 피부가 늘어나니 시도 때도 없이 허벅지,
팔뚝, 배가 간지러웠고 얼굴에는 여드름과 각질이 올라왔으며 혈색
이 안 좋아졌다. 사람들을 더 이상 만나기 싫었다. 아는 사람은 물

론이고 모르는 사람과 엘리베이터를 타는 것조차 부담스러웠다. 그 사람이 나를 보고 '다리 굵다. 배는 왜 저렇게 나왔어?'라고 생각할 것만 같았다.

가장 큰 문제는 46kg의 나를 보게 되니 그때로 돌아가지 않으면 안 된다는 생각에 사로잡힌 것이다. 한두 달 노력해서 3kg을 감량했지만 성에 차지 않았고 급한 마음이 들었다. 하루빨리 다시 46kg이 되어야 한다는 생각뿐이었다. 원래 나의 평균 체중은 57kg이고 잠깐 46kg이라는 숫자를 본 것뿐이면서, 마치 갑자기 체중이 증가한 사람처럼 행동했다. 그 숫자를 보지 못하니 화가 나고 우울했고 스트레스를 받아서 또 먹었다.

도저히 견딜 수가 없었다. 걸을 때마다 쓸리는 허벅지와 가슴을 받치고 있을 만큼 튀어나온 배를. 참지 못하고 집 앞 가정의학과 병원에 들어갔다. 식욕억제제를 처방해 달라고 했고 다시 약에 손을 댔다. 한약을 먹었을 때만큼은 아니지만 종종 손 떨림도 오고 어지러움도 찾아왔지만 또 이 정도는 이겨 낼 수 있다고 생각했다. 살이 빠진다면. 그런데 어쩐지 완전히 식욕이 없어지지 않았다. 약을 먹으면 먹는 게 1도 생각나지 않을 줄 알았는데 평소보다 덜 먹지만 여전히 먹고 싶었다. 이게 당연한 것이었는데 그때는 몰랐다. 식욕을 0으로 없애고만 싶었다. 나의 식욕이 약을 이길 정도로 강하구나

라고 생각했고 하루 반 알 먹어야 할 약을 한 알 더 먹었다. 한 달 정도 식욕이 잠잠해지나 싶더니 또 다시 터진 폭식. 인스턴트와 과자 가릴 것 없이 먹으니 변비가 생겼다. 변비약도 한 알을 먹어야 하는 것을 두 알, 세 알, 네 알 자꾸 늘렸다. 식욕억제제도 변비약도 만족스러운 것은 없었다.

감정 조절에
이상이 생기다

다이어트에 미친 사람처럼 인터넷으로 검색을 하고 잡지를 보다가 외국에서 강력한 식욕억제제를 주문해서 먹을 수 있다는 것을 알게 되었고 입금을 하고 약을 기다렸다. 약은 기대보다 더 강력했다. 식욕이 싹 사라졌다. '내가 원하던 것이었어!' 다시 체중계의 바늘이 왼쪽으로 움직였다.

학교에서 집으로 오던 길 우연히 내과에 붙은 '카르복시세러피'라는 광고를 보게 되었다. 카르복시가 정확히 뭐고 무슨 부작용이 있는지 알아보고 고민할 틈도 없이 끌리 듯 병원에 들어갔다. 간호사 선생님이 방으로 안내했고 침대에 눕자 심장이 두근거렸다. 카르복시세러피를 할 때도 운동과 식이를 병행해야 한다며 병원에서는 식욕억제제를 처방해 주었다. 외국에서 주문해 먹고 있던 약과 병원에서 처방받은 약을 같이 먹기 시작했다. 그 후부터 감정 조절이 안 되었다. 길을 가다가 갑자기 눈물이 터지기도 하고 이유 없이 화가 나기도 했다.

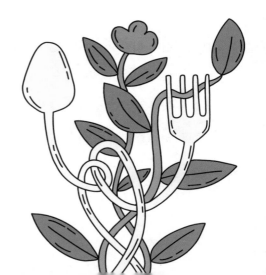

몸에 있는 지방을 다 빼 주세요

_지방흡입술과 위밴드 수술

그 후로도 TV나 잡지에서 혹은 친구들이 효과를 봤다는 다이어트는 모두 시도해 봤다. 효소 다이어트, 컬러 다이어트, 저주파, 고주파 등등 할 수 있는 것이라면 어느 것도 가리지 않았다. 그나마 요가는 꾸준히 다녔고 대학생 때 요가 강사 자격증을 따면서 졸업 후 요가강사로 활동할 수 있었다.

하지만 요가 강사로 마른 몸을 갖고 있지 않으니 위축이 되었고 움직이며 허벅지 사이로 쏠리는 살이 너무 싫었다. 팔에 덜렁거리는 살도 싫었다. 지방흡입수술을 결심했고 3일 동안 밤을 새우며 병원을 알아본 끝에 상담도 하지 않고 바로 결제하고 수술을 했다. 하지만 병원을 알아볼 때 보았던 비포&애프터처럼 내 몸은 드라마

틱하게 변하지 않아서 만족스럽지 않았다. 다시 지방흡입을 하자! 이번엔 다른 병원을 알아봤다. 명동에 유명하다는 병원에 찾아갔다. "몸에 있는 지방을 모두 모두 다 빼 주세요…"

요가 강사가 되어
체중에 더 집착하다

체력도 안 되고 지방흡입을 하느라 수업을 자주 쉬니 요가원을 그만둘 수밖에 없었다. 외출을 하지도 않았고 오직 체중계의 숫자만 생각하며 하루하루를 보냈다. 하루 종일 먹다가 다음 날은 아무것도 먹지 않다가를 반복할수록 뭔가 잘못되고 있음을 느꼈다. 나도 이런 내가 싫은데 돌파구를 찾지 못했다. 잘 알고 있는 상담사 선생님을 찾아가 상담을 받아 보니 매우 심한 우울증이라고 했고 약물 치료를 하자고 했다.

우울증 약을 먹고 몸이 어느 정도 회복된 후 다시 강사 자리를 찾았지만 체력이 너무 없어서 몇 시간씩 연달아 수업을 하는 것이 불가능했다. 게다가 지금까지 먹었던 다이어트 약 때문에 생긴

심장이 터질 것 같거나 손발이 떨려서 움직일 수 없는 증상이 예고하지 않고 자주 찾아왔다. 체중은 다시 늘었고 운동을 할 체력은 되지 않으니 사무직으로 전환하기로 했다. 다행히 직장을 구했고 살고 있던 집에서 먼 곳으로 발령이 나서 자취방을 구하고 독립을 시작했다.

새로운 시작이라 새 사람이 된 것만 같은 기분과 달리, 사무직으로 전환하고 나서는 더 극단적으로 다이어트를 했다. 근무를 하면서 어느 날과 다름없이 다이어트 방법에 대해 검색을 하다가 위밴드 수술이 있는 것을 알게 되었다. 위밴드 수술은 위의 중간 부분에 튜브로 된 밴드를 묶는 것인데, 튜브에 물을 넣고 빼고 하면서 음식물이 위로 들어가는 양을 제한하는 것이었다. 위밴드 수술만 하면 몇 년 동안 식욕의 노예로 산 세월을 앞으로는 끊어 버릴 수 있겠다는 확신이 들어 몇 달 동안 모은 월급을 들고 병원에 상담을 갔다.

병원에는 뚱뚱한 사람도 있었지만 수술을 한 뒤 마른 몸이 되어 온 사람도 꽤 있었다. 그 사람들을 본 순간, 수술을 해야겠다는 결심이 섰고 날짜를 그 자리에서 바로 잡았다.

집으로 돌아와서 이제 곧 수술을 하면 식욕이 없어질 테니까 치킨, 과자 등을 닥치는 대로 마구 먹기 시작했다. 언제 이렇게 또 먹겠냐 싶었고, 수술하면 어차피 마른 몸이 될 테니까 괜찮다는 마음이었다.

위밴드 수술이
나를 구원할 줄 알았다

드디어 수술 당일. 수술 사실을 어느 누구에게도 말하지 않은 채로 수술대에 누웠다. 수술실의 공기가 차가웠다. 무서워서 얼른 수면마취로 잠들고 싶었지만 한편으론 살에 대한 고민만 해결된다면 무서움과 두려움쯤은 얼마든지 참을 수 있었다. 지금까지 너무나 고통스럽고 힘든 일상을 지내 왔기 때문에 위밴드 수술로 평생 행복하게 살 수만 있다면….

눈을 떠 보니 수술 부위에 붕대가 감겨 있었고 조금 안정을 취한 뒤 겨우겨우 버스를 타고 집으로 왔다. 집에 와서 물을 먹어 보았다. 물이 명치 쪽에서 막히는 느낌이 들었다. 아…. 수술이 잘되었구나.

다음 날 아침으로 요거트를 먹으려는데 넘어가질 않는다. 죽을 주문해서 1인분을 3개로 나눠 달라고 하고 그중 하나를 꺼내서 하루 종일 나눠 먹었다. 힘은 없었는데 약의 부작용으로 겪었던 증상들이 없다는 것만으로도 신세계였다. 하지만 다른 사람과 함께 식사는 절대 할 수 없었다. 먹기만 하면 구토가 나오고 조금만 먹어도 체한 것의 10배쯤으로 위가 아파서 바로 누워야 했다. 체중은 계속 빠졌고 너무 먹지 못하니 힘이 없었다.

도저히 견딜 수가 없어서 병원에 가서 밴드로 되어 있는 튜브에 물을 조금 빼 달라고 했다. 음식을 보통 사람들처럼 먹지는 못했지만 위밴드 수술 직후보다는 먹을 수 있는 양이 늘어나니 살 것 같았다. 그렇게 몇 달을 지냈을까. 배꼽 주변이 너무 아팠다. 너무 못 먹어서 배가 아픈가 싶었는데 일주일이 지나자 배꼽에서 누런 고름이 보였다. 이게 웬일인가 싶어 병원에 당장 달려갔고 의사 선생님은 수술하며 구멍을 뚫었던 배꼽에 염증이 생겼다고 했다.

다시 침대에 누워 염증을 모두 걷어 냈다. 그렇게 한 달이 지났을까. 또 배꼽 주변이 아려왔고 염증이 발생했다. 다시 수술대에 누웠는데 한 달 전보다 심해진 상태 때문에 이번에는 피부를 봉합하지 않고 그 안에 거즈를 넣고 그대로 두었다. 그렇게 며칠을 지내다 염증이 사라졌다는 이야기를 듣고 배꼽 안쪽을 다시 봉합했다. 이제 다시는 수술대에 눕고 싶지 않았다. 도대체 왜 내게만 부작용이 찾아올까. 왜 매번 나는 실패할까.

겨울이 되었고 갑자기 등이 아파왔다. 뭐지? 쿡쿡 쑤시더니 통증이 등 전체로 퍼졌다. 정형외과에 갔지만 특별한 이상 증상은 안 보인다고 해서 물리 치료를 받고 나왔다. 날이 갈수록 커지는 고통에 등을 펼 수가 없어서 새우등을 한 채로 걸어 다녔다. 새로 옮긴 직장에서는 계속 병원에 다니느라 병가를 쓰니 동료들에게 폐를 끼치게 되어 미안함이 커졌고 상사는 곱지 않은 시선으로 나를 바라봤다.

체중은 42kg. 그런데 등의 통증이 극심해져서 똑바로 누워서 잘 수가 없는 지경까지 이르렀다. 자다 깨다 앉아서 밤을 지새우고 1시간 정도 쪽잠을 자고 출근을 했다. 업무를 보고 있는데 등뼈가 아픈 느낌이 들었고 고통이 멈추지 않자 뭔가 잘못됐다 싶어 대학병원 응급실에 들어갔다. 의사들은 엑스레이와 MRI를 해 보더니 위에 염증이 너무 많아서 빨리 수술을 해서 제거해야 하니 보호자를 부르라고 했다. 이게 무슨 청천벽력인가. 일단 수술을 해야 하니 엄마에게 전화를 했다.

"엄마, 나야… 나 지금 병원에 있는데 수술을 해야 한다고 하네. 좀 와 줄 수 있어?"

"무슨 수술! 어떻게 된 거야? 아니 그것보다 지금 어느 병원이야. 엄마가 갈게!"

　　엄마를 기다리는 짧은 시간이 길게만 느껴졌다. 엄마가 지금 내 모습을 보면 뭐라고 할까. 나를 보자마자 두 눈에 눈물이 가득찬 엄마.

　　"엄마, 미안해."

　　"됐어. 우선 수술하자. 걱정하지 마. 잘될 거야."

　　엄마와 나는 두 손을 잡고 펑펑 울었다. 곧바로 수술을 했고 회복실에 왔는데… 숨이 쉬어지지 않았다.

　　"저기요…."

　　말을 하고 있는데 입으로는 소리가 나오지 않았다. 숨이 가빠졌고 응급벨을 누르고 싶은데도 손이 움직이질 않았다.

죽음의 문턱에서야 달라진 몸에 대한 생각

"저기요!"

지나가던 의사가 숨을 깔딱이고 있는 나를 보고 멈춰 섰다. 응급콜을 눌렀고 담당의사들이 뛰어왔다. 이것저것 만져 보더니 엑스레이를 찍어 보라고 보냈다. 기다리던 환자들을 제치고 나를 엑스레이실로 옮겼고 빠르게 엑스레이를 찍었다.

"수술을 하다가 폐에 구멍이 뚫렸어요. 빨리 기흉 처치를 해야겠어요."

듣고 있던 엄마와 나는 기가 찼다. 이번이 몇 번째로 수술실에 들어가는 건지 셀 수가 없었다. 그런데 누워 있는데 뭔가 싸한 느낌이 들었다.

"마취 안 해 주시나요?"

"네 그냥 해야 해요."

"네, 네??"

"시작합니다."

시작부터 끝날 때까지 눈물이 나니 간호사가 오더니 손을 잡아 주었다. 수술도 무섭고 아팠지만 이런 나를 보고 있자니 눈물이 더 났다.

배꼽 염증, 기흉, 수혈
연이은 수술 부작용

기흉 처치는 끝났지만 위의 염증 때문에 너무 위험한 상황이라 집중치료실로 옮겨졌고 그날 밤은 어떻게 잠들었는지 기억도 나지 않는다. 이튿날부터 떨어지지 않는 염증 수치 때문에 항생제가 계속 투여되었다. 갈수록 상태는 악화되었고 수혈을 해야 한다고 했다. 몇 팩의 피를 수혈받았는지조차 정확히 기억나지 않는다.

옆에서 나를 간호하는 엄마의 얼굴이 핼쑥했다. 엄마는 내가 대학생 때부터 많이 아팠는데 당시에도 병원에서 치료를 받고 계셨다. 아픈 엄마에게 내 수발을 들게 하다니. 내 정신이 어떻게 된 건가. 어떻게 하다가 이 지경까지 온 건가. 병원에 있는 내내 자책만 했다. 너무 미안해서 엄마에게 어떤 말도 할 수가 없었다. 일주일 정도가 지났고 엄마의 얼굴이 핼쑥해진 걸 보았다.

"엄마, 미안해…. 너무 미안해…."

"울지 마, 괜찮아, 다시는 그러지 마… 왜 네 몸을 괴롭혀. 뚱뚱해도 예뻐. 넌 사랑스러운 내 딸이야. 사랑해."

엄마와 부둥켜안고 펑펑 울었다. 몸이 나아지도록 무엇이든 해 보고 싶은데 앉아서 입으로 바람을 불어 공을 들어 올리는 폐활량 연습과 잠깐씩 나가서 병동 한 바퀴를 걷는 것 빼고는 할 수 있는 것이 없었다.

겨울에 입원을 했는데 3개월이 지나갔고 봄이 왔다. 창문으로 보이는 여의도의 벚꽃과 햇살이 아름다웠다. '언제 병원에서 나갈 수 있을까? 이러다 진짜 죽을 수도 있을 것 같아.'

친구들은 그냥 몸이 좋지 않아서 입원을 한 줄 알고 걱정을 하며 병문안을 왔다. 오면서 떨어진 벚꽃 송이를 주워 왔다며 건넸다. 아프지 말라고. 이런저런 이야기를 하다가 친구들이 돌아가고 나니 더 외롭고 우울했다. '무슨 부귀영화를 누리자고 몸을 이렇게 만들었니.' 자문을 했다.

억울했다
흘러간 내 청춘이

몸은 느리게 회복이 되었고 드디어 퇴원을 하게 되었다. 집에 돌아온 게 몇 년 만인 듯 느껴진다. 아직 회복이 다 된 게 아니라서 자취하던 집과 직장을 정리하고 본가로 들어왔고 앞으로는 회복에만 전념하기 했다.

퇴원을 하면 바로 일상생활이 어느 정도 가능할 거라 예상했는데 몸은 쉽게 지치고, 날이 갈수록 부었고, 신장이 망가져서 만성피로증후군까지 찾아왔다. 매일 주사를 맞고 병원을 다녔다. 몸에 좋다는 것들을 엄마는 모두 해 보라고 했다. 그렇게 지내기를 한 달 남짓. 오랜만에 체중계에 올라가 보니 56kg이었다.

대학생 때 55kg이었고 미친 듯이 몇 년이나 몸을 망가뜨려가면서 다이어트를 했는데 56kg라니. 그동안 내 생활은 우울증과 부작용, 요요로 피폐하고 일상의 행복은 단 하나도 누리지 못하고 지냈는데 56kg? 황당하기만 했다. 그때 다이어트를 하지 않고 즐겁게 살았다면 억울하진 않았을 거다. 급하게 생각하지 않고 천천히 다이어트를 했다면 이렇게 아프게 되지도 않았을 거다.

그날 나는 다시는 다이어트 약과 건강하지 못한 방법은 시도하지 않겠다고 결심했다. 부작용과 불운은 늘 나에게만 왔으니 어쩌면 이렇게 뚱뚱하게 평생을 살아야 할지도 모른다고. 하지만 괜찮다고. 그게 내 운명이라면 이제 어쩔 수 없다고 생각하고 살지 뭐. 이렇게 마음을 굳게 먹었다.

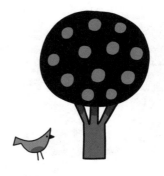

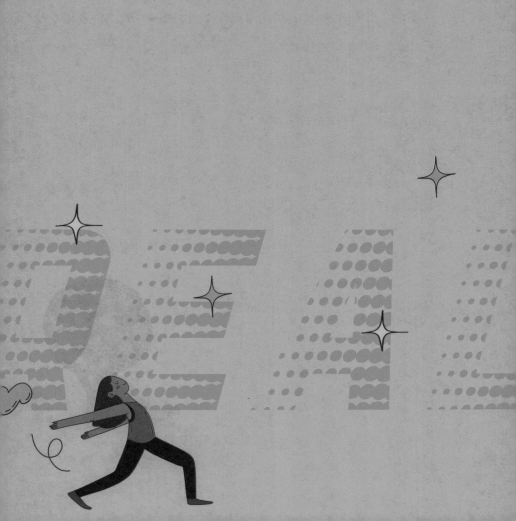

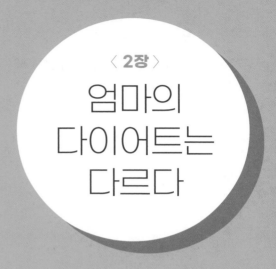

〈 2장 〉

엄마의
다이어트는
다르다

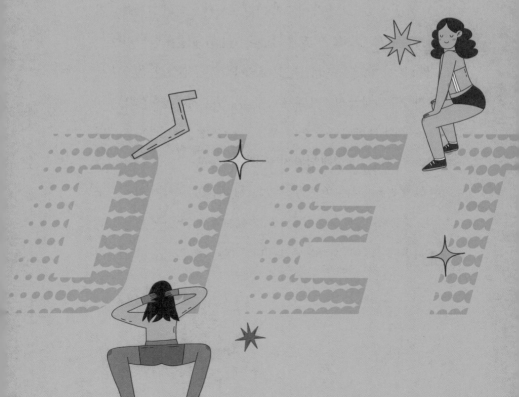

임신과 출산,
다시 시작된 다이어트

시간이 흐르고 흘러 아주 느리지만 몸은 조금씩 회복되어 갔고 강사로 다시 일도 할 수 있게 되었다. 건강하게 일을 할 수만 있다면 더 바랄 것이 없었는데, 일을 하게 되다니 꿈만 같았다. 길을 걸어도 다리가 무겁게 느껴지지 않고 어지럽지 않은 것이 행복했다.

음식에 대한 공부도 이때 시작했다. 같은 음식이라도 조리법에 따라 칼로리가 어떻게 달라지는지, 같은 칼로리라도 영양소마다 어떤 다른 작용을 하는지 알게 되었다. 세 끼를 모두 챙겨 먹었고 군것질도 종종 하지만 폭식과 절식은 더 이상 하지 않았다. 체력은 점점 좋아졌고 체중은 계속해서 빠졌다. 이런 경험은 처음이라 신기하기도 하고 낯이 설기도 했다.

그렇게 체중이 감량되더니 41kg이 되었다. 맞지 않던 옷이 맞고 심지어 입으면 제법 예뻐 보이기까지 했다. 원래는 체중이 줄면 일상생활이 더 힘들었는데, 몸에 생기가 가득했고 체력도 좋아졌다. 세상이 아름다워 보였다. 가장 큰 변화는 체중에 대한 강박이 없어졌다는 점이고 41kg이라는 체중은 너무 마르게 느껴져 반년 이상 계획적으로 체중을 증가시켰다.

그렇게 몇 년을 생활하니 내 체질이 바뀌었다 생각했다. 다시 살이 찐다 해도 예전같이 피폐한 삶은 절대 살지 않을 것이고 나를 망가뜨리지도 않을 것이라는 확신도 있었다. 또 한 번의 커다란 위기는 생각지도 못한 채로.

기뻐할 틈도 없이
임신과 함께 다시 터진 입

캐나다에 사는 남편을 만나 결혼을 하고 바로 임신을 했다. 아기라니. 기뻐할 틈도 없이 임신을 안 순간부터 과자가 당겼다. 아기가 먹고 싶은 것인지 내가 먹고 싶은 것인지 그건 별로 중요하지 않았다. 생라면도 부서 먹고 초콜릿도 마음 놓고 먹었다.

사람마다 입덧의 종류가 다른데 나는 구토가 수시로 나오는 '토덧'이었다. 안 그래도 평소보다 많이 먹는데 먹지 않을 때도, 먹고 나서도 수시로 구토가 나오니 너무 힘들었다. 매일 체중이 늘어났지만 출산 후 짧으면 6개월, 길면 1년이면 임신 전 몸을 찾을 수 있을 거라고 생각했다. 난 다이어트라면 산전수전 공중전까지 겪어봤고 명색이 필라테스 강사이기도 했으니까 말이다.

18kg이 쪄서 66kg에 출산을 했다. 그런데 아기 무게만 빠지고 체중은 빠지지 않았다. 출산 뒤 100일 동안은 몸조리를 위해서 잘 먹고 잘 쉬려고 했지만 현실은 달랐다. 매일 밤을 새우고 낮에는 피곤해서 비몽사몽하기 일쑤였다. 체력은 나날이 떨어지는 게 느껴졌다. 나는 아프거나 힘들면 먹는 경향이 있는데 육아로 몸이 힘드니까 초콜릿, 달콤한 과일을 찾아 먹게 되었다.

"그래, 아직 출산한 지 얼마 되지 않았으니까 아기 100일 지나서부터 관리하는 거야! 일단은 내 몸이 살고 봐야지. 먹자!"

다시 먹는 양이 늘었고 인스턴트와 과자 등 빠르게 먹을 수 있는 음식이 내 주식이 되었다.

밥심 없이
아이를 키울 수 있나요?

아직 출산한 지 100일이 되지 않았으니 남편도 부모님도 절대 다이어트는 신경 쓰지 말라고 했다. 아기가 세상에 나와 적응하는 시간이 있는 것처럼 엄마도 출산으로 인해 변화된 신체가 제자리를 찾는 데 걸리는 시간이 100일이라며 나 자신을 이런 논리로 합리화했다. 회복을 위한 음식보다는 먹고 싶은 음식을 마구 먹었다. 몸이 돌아와야 하니 잘 먹어야 한다며 과자를 꺼냈다.

그렇게 100일이 되었다. 내일부터는 다이어트를 하리라 단단히 마음을 먹고, 아이 100일 잔치를 한 후 가족들과 마지막 만찬을 즐겼다. 다음 날 아침, 전날 수유를 하느라 새벽잠을 자는 둥 마는 둥했더니 정신은 몽롱하고 배는 고파 와서 아침을 대충 먹었다.

금세 입이 심심해져 바나나 2개를 집어 왔다. 하지만 허기는 멈추지 않았고 또 다시 부엌으로 갔다. 과자나 아이스크림 같은 간식은 먹지 않기로 했으니 아몬드를 한 주먹 쥐고 나왔다.

우는 아이를 어르고 달래고 낮잠을 재우는 것만으로도 정신이 하나도 없었다. 엄마가 처음이라 왜 우는지도 도대체 모르겠고 집에만 있는 것도 스트레스가 되었다. 도저히 못 참겠어서 냉동실에 얼려 둔 초콜릿을 꺼내 들었다. 내가 먼저 살고 봐야지 이러다 어떻게 되고 말겠다! 아직은 100일이 얼마 지나지 않았으니까 괜찮다고 위로하며 꺼내자마자 초콜릿을 우걱우걱 씹어 먹었는데 어찌나 달고 맛있던지 순간 스트레스가 싹 사라지는 것 같다. 하지만 이어서 느껴지는 더부룩함.

그렇게 출산 후 4~5개월이 지나갔다. 아이가 아프거나 보채는 날이 있기라도 하면 다음 날은 힘들어서 뻗어 버렸다. 아이가 감기에 걸려서 3~5일 돌보고 나면 그다음은 내 차례가 왔다. 아이가 나아지면 내가 아프고를 반복했다.

어느덧 출산 후 200일. 출산 전에는 며칠 굶으면 1kg이 쑥 내려가고 하루 굶는 건 일도 아니었는데 이제는 한 끼라도 굶으면 힘이 쏙 빠지고 어지러웠다. 게다가 힘들게 양을 줄여도 체중은 움직일 생각도 안 했다. 이렇게 체중계 숫자를 움직이는 일이 힘든 일이었던가…. 건강한 유지어터로 몇 년을 살고 출산 후 다이어트는 자신 있었는데 왜 내 맘처럼 나 자신을 조절하지 못하는 건지 힘들었다. 그래도 약이나 보조제에는 절대 손을 대기도 싫었고 천천히 잘해 보자고 다시 다짐했다.

SNS 속 예쁜 엄마들에 현타가 오다

굳은 다짐에도 불구하고 시간은 흐르고 매일 같은 일상이 반복되었다. 아이가 낮잠 자는 사이 나만의 꿀 같은 휴식시간. 견과류 봉지를 열어 한 그릇 가득 견과류를 담아 비스듬히 누워 TV를 켜고 휴대폰을 들여다봤다. SNS에 팔로우하는 예쁜 엄마들이 아이를 안고 운동을 하고 날씬한 몸매를 자랑했다. 결혼 전 같이 활동했던 강사님들은 예쁘고 싱그러운 모습 그대로였다. 나는 머리 감을 여유도 힘도 없었다.

결혼 전 강사 생활을 할 때 출산한 엄마들이 회원으로 와서 했던 말이 기억났다. "처녀 때랑은 몸이 진짜 달라요. 살이 너무 안 빠져서 죽겠어요. 컨디션도 처지고 한 끼라도 밥을 안 먹으면 손이 떨려요." 그 당시에는 단순하게 힘드신가 보다 하고 여겼다. 식단을 짜 드리면 물론 잘 지켜서 성공하는 분도 있었지만 실패하는 분들이 많았다. 그때 나는 출산을 해 보지 않아서 엄마들의 생활을 몰랐다. 엄마로서 할 수 있는 부분, 하기 어려운 부분, 그리고 조심해야 하는 부분을 몰랐다. 하지만 이제 내 상황이 딱 그때 회원님들이 말한 그대로가 되었다.

한 끼만 밥을 안 먹어도 속이 허하고 손이 떨렸고 육아를 하며 순간순간 찾아오는 사소하지만 예기치 못한 상황들에 정신적 긴장도는 높아졌다. 임신으로 늘어난 뱃가죽이 앉을 때마다 거슬릴 정도였다. 이 상황을 어떻게 극복하면 좋을지 여러 가지 계획을 세워 보기로 했다.

시련과 함께
다시 찾아온 폭식

"우선 양을 줄여 보자. 간식이나 야식도 금지!"

갑자기 양을 줄이니 배 속이 허해서 아이 밥을 해 주며, 반찬을 만들며, 김밥을 싸며 간을 본다고 먹는 것이 한 끼 식사량을 먹는 듯했다.

몸이나 마음이 힘들기만 하면 식욕 조절이 안 되는 것이 문제이니 차라리 영양가 있고 건강한 음식을 먹어 보기로 계획을 바꿔 보았다. 그리고 운동 계획도 세웠다. 아이가 자면 매트를 폈는데 강사임에도 불구하고 30분 이상 지속하기가 너무나 힘들었다. 하고 난 직후에는 개운하지만 다음 날이면 무리가 되었는지 먹을 것을 더 찾게 될 때도 있었다. 내가 이럴 줄이야.

결혼 후, 캐나다에 와서부터 한국에 있는 엄마들에게 온라인으로 운동을 알려 드리고 건강에 대한 정보와 상담을 제공하고 있다. 엄마들은 매일매일 운동, 식이 일지를 기록했고 나는 그 정보를 바탕으로 피드백을 했다.

커뮤니티의 엄마들에게는 용기를 드리고 할 수 있다고 외치고 있지만 실상 나는 그렇지 않다고 느껴지니 점점 위축되어 갔다. 내가 누구에게 희망과 할 수 있다는 용기를 드릴 입장인지 의문이 들었다. 하지만 괴로워도 엄마들과의 운동과 식이에 대해 소통하는 끈을 놓으면 나도 포기해 버릴 것만 같았고 이 시간만큼은 아이들의 엄마가 아니라 운동강사인 이서연으로서의 시간이기에 그만 둘 수가 없었다.

다시 한 번 용기를 또 냈다. 출산 후 매번 용기를 냈고 변화는 미미했지만 그래도 몸속에서 작은 변화들은 있을 거라 믿었다. 그리고 반대로 만약 나와 같은 상황에 처해 있는 엄마를 보면 어떤 조언을 해 줄 것인지 생각해 봤다.

"괜찮아요. 아이가 어린데 그럴 수 있죠. 급하게 생각하지 마세요. 포기만 말고 꾸준히 해 봅시다"라고 했을 것이다. 그래, 포기하지 말자고 다짐했다. 그 이후 아이의 돌잔치도 다가오기 때문에 동기와 목표가 확실했다. 돌잔치 때 입으려고 주문한 옷이 약간 타이트했는데 점점 맞고 있었다. 지퍼가 잘 올라가지 않던 바지가 수월하게 쑤욱 들어갔고 톡 부각되었던 배도 점점 들어갔다.

돌잔치 미션 달성 후
멈출 줄 모르는 먹부림

드디어 돌잔치 날. 임신 전 체중까지 감량하지는 못했지만 어느 정도 몸이 변화해서 기쁜 날에 예쁘게 보일 수 있으니 너무 좋았다. 그간의 수고를 보상이라도 하듯 축하하러 온 사람들과 함께 이것저것을 먹었고 애석하게도 돌잔치가 끝나고도 이 먹부림은 멈추지 않았다. 돌잔치가 끝났으니 괜찮다며 위안하며 하루 종일 먹을 것을 찾고 다녔다.

돌잔치라는 큰 행사가 끝나서 그런가, 계속 피곤하고 몸이 가라앉듯이 무거웠다. 혹시나 해 본 임신 테스트기가 두 줄이었다. 둘째를 임신한 기쁨도 잠시 4~5kg을 아직 다 돌려놓지 못했는데 첫째 때와 똑같이 18kg이 늘면 어쩌지. 걱정이 되었다.

임신 5개월이 되자 다리가 저리기 시작하더니 발을 내딛을 때마다 찌릿찌릿 했다. 한쪽 발에 체중을 다 실으면 그대로 주저앉을 정도로 고통스러웠다. 절뚝거리며 다니는 것은 물론 왔다 갔다 하는 통증에 누워 있기도 힘들었다. 체력적으로 버거운 것을 음식으로 풀었다. 스트레스를 풀기 위해 먹은 음식이니 체력이 늘거나 영양 보충이 되는 느낌은 없고 더 피곤하고 독이 쌓이는 느낌이 들었다. 그래도 당장의 스트레스가 급하니 먹어 버리고 마는 생활을 반복했다.

10개월 만삭에 16kg이 증가했다. 그래도 첫째 때와 비교했을 때 최고 체중에서 약간만 더 증가되었으니 다행이라고 생각했다. 둘째로 가족계획을 마무리 짓기로 했으니 진짜 관리는 이제부터 하면 되니까.

둘째 난산으로 이어진
고통의 나날

진통이 왔고 아이가 말 그대로 순풍 나왔다. 후처치 뒤 화장실로 가는데 피가 멈추지 않아서 어찌 할 바를 모르고 있는 와중 갑자기 온 병원에 응급콜이 시끄럽게 울렸다. 그 순간 남편의 얼굴이 하얗게 질려서 들어오더니 "지금 아기가 숨을 안 쉬어서 의사들이 다 모였어. 조금 전에 우유를 못 빨더니 숨을 멈췄대. 나도 들어갈 수 없는 상황이라 의사가 이야기해 주면 알려 줄게."

1분이 한 시간 같고 손이 떨렸고 눈물만 나왔다. 아이는 겨우 호흡을 찾았다고 했지만 큰 병원으로 옮겨야 한다고 했다. 피가 멈추지 않는 나도 위험하니 같이 옮겨야 한다고 했다. 응급 비행기를 타고 대형 병원으로 이송되었고 아이는 인큐베이터로 나는 다른 병동으로 입원을 했다. 출산을 하며 손상된 부위의 수술이 진행되었고 수술 부위에 그래도 피가 계속 고여서 며칠 사이에 4번의 수술을 하게 되었다. 5일이 지난 후 나는 어느 정도 회복이 되었고 드디어 피가 멈췄다. 아이는 검사를 모두 해 보았지만 원인을 알 수 없었고 일단 호흡이 돌아와서 퇴원 조치가 내려졌다.

나는 밑이 너무 아파서 앉을 수도 누울 수도 없었다. 첫째는 엄마를 다시는 잃어버리지 않겠다는 의지의 표현처럼 내 껌딱지가 되었고, 나는 둘째가 어떻게 될까 봐 낮잠을 조금이라도 오래 잔다 싶으면 자는 아이를 흔들어 깨우고 밤에는 코에 수시로 손을 대어 보는 날들이 이어졌다. 한편 나는 음식을 조절할 여유는커녕 일단 먹고살자는 생각이 강했다.

성하지 않은 몸으로
다이어트가 안 되는 이유

수술한 쪽이 불편했기 때문에 약 3개월 동안 반대쪽으로만 누워 생활했고 성하지 않은 몸으로 아이 둘을 돌보니 힘에 부쳤다. 누구에게 맡길 수도 없었다. 첫째는 나만 찾았고 둘째를 위해서는 유축을 해야 했다. 누가 대신해 줄 수 있는 일이 아니기에 몸의 상태와 상관없이 내가 해야만 했다.

엄마는 강하다고 했던가. 밤에 아파서 울더라도 그 순간에는 무슨 힘이 나는 것인지 모든 일을 해냈다. 무슨 정신으로 보냈는지도 모르게 출산 후 100일이 되었고 몸은 더 약해져 있었다. 그동안 운동도 시도해 보았지만 역시나 몸에서 신호를 보냈다. 아직은 아니라고.

체력이 없으면
운동이 힘들다

100일 후 틈틈이 운동을 해 보려고 하는데 잘되지 않았다. 손목이 시렸고 무릎이 두둑 소리를 내더니 무릎을 쓰는 동작을 하면 아이고 곡소리가 났다. 눕거나 서는 동작들 밖에 할 수 없었고 제약이 많으니 흥미가 나지 않았고 동작도 바로 잡히지 않으니 금방 그만두게 되었다.

명색이 강사라는 사람이 이런 몸을 가지고 누구에게 운동을 가르친다는 거야? 아니야, 시간이 필요하지! 차근히 해 보자! 할 수 있어! 이런 생각이 왔다 갔다 했다. 강사는 가르치는 사람이고 또 보여 주는 사람이다. 운동을 하면 이렇게 건강해질 수 있다고 동기 부여를 해 줘야 한다. 방법을 찾아야만 했다. 그렇지 않으면 강사로서 스스로가 용납이 안 될 것 같았다.

이 위기를 꼭 극복해서 내 무기로 사용하자고 다짐했다. 그러고 나서 지금 나는 무엇이 문제인지 돌아보니 체력이 없었다. 몸이 힘들어서 계속 먹는 것으로 스트레스를 풀었으니까. 할 수 있는 운동의 난이도도 현저하게 떨어져 있었고 예전의 내가 아니었다. 플랭크를 해도 20초면 몸이 부들부들 떨리고 동작의 완성도가 나오지 않을 정도였다. 앞으로 나를 변화시키는 것이 목표가 되었다.

  그 후 3년 동안 좋았다 나빴다를 반복했다. 둘째가 세 돌이 지나자 그동안의 수많은 실패가 헛되지 않음을 보여 주듯 몸이 달라졌고 자리가 잡혀 갔다.

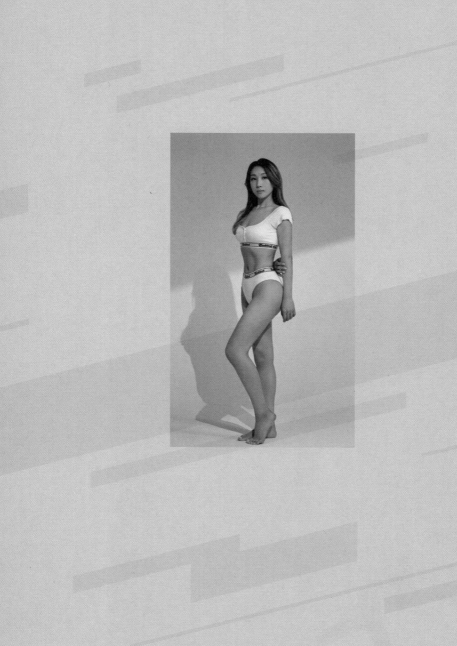

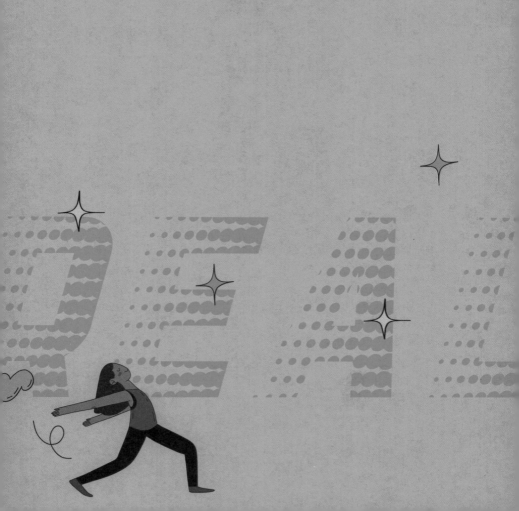

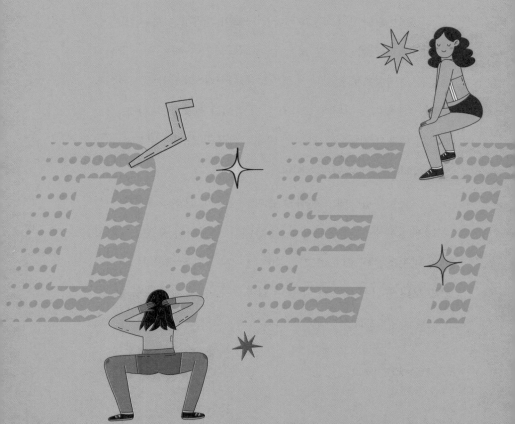

〈 **3장** 〉

다이어트 전에
체력을
키워라

실패는
부족한 의지력 때문이 아니다

출산 후 다이어트를 하려는 엄마들이 간과하는 것이 있다. 몸이 회복되지 않은 경우가 많고 몸이 회복되었다 해도 아이들과의 생활은 체력적으로 굉장히 힘들다는 사실이다. 다이어트는 운동할 수 있는 체력이 밑바탕에 단단히 깔려 있어야 성공할 수 있다. 그걸 깨닫지 못하고 체력이 저하된 상태에서 운동과 실패를 반복하니 자신의 의지만 탓하게 되는 것이다.

결혼 전 필라테스 센터를 할 때 출산하고 오신 회원님들께서 "처녀 때랑은 몸이 진짜 달라요. 살이 너무 안 빠져서 죽겠어요"라고 하면 '피곤하신가 보다' 하고 넘겼던 게 너무나 죄송해졌다. 내가 경험해 보니 출산을 하니 정말 몸이 달라졌다. 쉽게 체중이 증가하고 뱃살, 허벅지 위주로 지방이 붙었다. 끼니를 거르는 것은 상상조차 할 수 없었고 한 끼라도 거르면 바로 폭식으로 이어졌다. 의지를 굳건히 할 체력이 없어서 그렇다는 것을 몰랐다.

체력 키우는
시간을 견뎌야

의지력은 그냥 생기는 것이 아니다. 의지력이 생기기까지는 체력이 필요하다. 체력 없이 다이어트 계획을 세우고 운동을 하면 쉽게 지치고 오래 할 수 없는 게 당연하다. 체력이 어느 정도 받쳐 줘야 자신이 할 수 있는 운동시간이 확보되고 그 후에 몸이 변화되는 것을 느낄 수 있다.

체력을 어느 정도까지 올리는 시간이 지루하고 힘들게 느껴질 수 있다. 체력을 키우는 동안을 내가 즐겁게 할 수 있고 나에게 맞는 운동을 찾는 시간으로 생각해 보라. 그 시간이 재미있어질 것이다.

엄마들이 매번 다이어트를 실패하거나 운동을 하다 중단하게 되는 이유는 출산 후에도 출산 전 체력을 기준으로 하고 목표를 너무 높게 잡기 때문이다. 나는 이 사실을 알게 된 후, 차라리 아주 쉬운 것부터 해 보기로 결심하고 처음에는 주 3회 10분 운동을 목표로 했다. 이때는 러닝머신에서 10분을 걷는 것도 힘들었다. 3분에서 4분이 넘어가면 시간이 너무 안 가서 초시계만 쳐다보며 걸었다. 이렇게 꾸준히 하다 보니 10분하던 것이 15분이 되고 지금은 50분도 거뜬히 하게 되었다.

또한 운동의 종류도 다양하게 접해 보려고 했다. 필라테스를 좋아했지만 댄스, 요가, 줌바 등 다양하게 하며 운동이 지루하지 않도록 했다. 운동 영상으로 치면 6~7분이 넘지 않는 것을 2개 하는 것이 나에게 맞았다. 한 가지 운동만 파며 왜 이렇게 안 되지 생각하지 말고 여러 가지 운동을 접해 보라. 싫증을 잘 낸다고 스스로를 몰아세우지 말고 체력을 키우는 과정이라고 생각하라. 자신이 좋아하는 운동은 내 몸이 움직이기 편하기 때문일 수도 있다. 몸에 다양한 자극을 주려면 다양한 종류의 운동을 해 보는 것이 좋다.

덧셈뺄셈 한 달 하고 곱셈하고 싶어 하지 마라

움츠린 개구리가 더 멀리 뛴다는 말이 있다. 우리도 "다이어트를 하자. 시작!" 하고 바로 운동을 하고 식이를 하는 것이 아니라 다이어트를 위한 계획과 워밍업 시간을 가져야 한다. 이것이 앞에서 말한 체력 키우기다. 여기서는 지치지 않으면서 똑똑하게 체력을 만들려면 어떻게 해야 하는지 이야기하고자 한다.

다이어트와 마찬가지로 체력을 키우는 것도 운동만 해서도 안 되고 식이만 해서도 안 된다. 교과서적인 이야기지만 건강한 음식을 먹고 적절한 운동을 해야 한다.

단, 체력을 만드는 시간 동안 자신에게 맞는 건강한 음식과 운동을 찾는 것이다. 우리는 좋다고 말하는 수많은 식이 방법과 운동법을 접하고 있다. 이 중 '나에게' 맞고 '나에게' 좋은 방법을 찾아야 하는 것이다. 방법을 찾는 건 그냥 누워서 인터넷을 검색하고 TV를 보면서 건강에 관한 계획을 세우는 게 아니다. 나에게 맞을 것 같은 여러 가지 방법을 추려 본 후 그걸 하나씩 시도해 봐야 한다.

다이어트를 하면서 여러 방법들을 시도할 때 왜 나는 이 방법으로 여느 후기처럼 성공할 수 없는 건지 의문이 들었었다. 노력하지도 않고 1개월 만에 몇kg 감량 문구만 보고 프로그램을 등록하고 다이어트 식품을 결제했다. 오직 빠르고 많이 뺄 수 있는 방법만 찾았던 것이다. 하지만 아쉽게도 이런 방법은 없다. 이렇게 감량을 하고 평생을 유지하는 식품이나 방법이 있다면 이 세상에 비만은 없어졌을 것이다.

또한 모두 다 다른 자신만의 때를 가지고 있다. 그때를 위해 우리는 움츠려 준비를 해야 하는 것이다. 때문에 다이어트 시작이라는 결심과 동시에 완벽하게 식이와 운동을 하지 않아도 된다. 부담감을 내려놓아라.

내향적인 줄 알았던 내가
실은 외향적?!

아이가 덧셈 뺄셈을 막 시작했다고 생각해 보라. 한 달 후 두 자리 수셈으로 넘어가야 하는데 아이가 수학을 하기 싫다며 짜증을 낸다. 한 달 동안 덧셈 뺄셈을 열심히 했으니 이제 곱셈을 하고 수학 천재가 되고 싶은데 잘 안 된다면서 말이다. 다이어트도 같다. 아무리 다이어트를 몇 달 동안 열심히 했다고 해도 몸 안의 신호가 바뀌고 습관들이 정착하려면 시간이 필요하다. 때문에 단계별로 적당한 목표 설정도 중요하다. 그 목표 설정은 본인만이 할 수 있다.

운동을 이틀 연속 쉬었는데, 하루를 더 쉬려고 하는 상황을 예를 들어 보자. 운동 초보라면 쉬는 게 괜찮다. 일주일에 2~3회 운동을 하는 체력을 키우는 단계이니 말이다. 하지만 운동 루틴이 있고 중급 이상의 실력이 있다면 합리화가 되는 것이다.

객관적인 눈으로 자신을 바라보고 운동과 식이를 만들어 가야 한다. 지금 하고 있는 식이와 운동법이 맞지 않다고 포기하지 말고 시작했다면 적어도 한 달 이상 해 보라. 그러다 보면 자신의 체력이 자연스럽게 올라가는 걸 느낄 것이다.

예전에는 다시 살이 찌는 한이 있어도 살면서 한 번은 앞자리 숫자 4를 봐야 하지 않겠냐는 생각을 했다. 그런데 아무 의미가 없었다. 평생 유지할 수 있는 건강한 몸이 되는 게 진짜 의미 있는 일이다.

체력이 올라가면 삶의 질이 달라질 것이다. 나는 내가 내향적이라고 알고 있었는데 체력이 생기고 운동을 하다 보니 굉장히 외향적으로 변했다. 다이어트로 인해 힘도 없고 모든 에너지가 소진되어 있어서 친구를 만나는 것도 싫고 밖에 나가기도 꺼려졌다는 사실을 몰랐던 것이다.

체력이 어느 정도 올라가면 운동 횟수도 자연스럽게 늘고 다른 운동도 더 하고 싶어진다. 눈에 보이는 몸의 변화도 이때부터 느낄 수 있고 오히려 운동을 안 하면 찝찝하고 찌뿌둥함을 느낀다.

운동을 하고 몸이 변하지 않는다고 걱정하거나 조급해하지 마라. 외적인 변화가 보이지 않아도 벌써 몸 안에서 변하고 있다. 지방이 먼저 조금씩 줄어들고 그다음 자신이 느낀다. "어?! 살이 좀 빠진 것 같다?!"라고 생각하는 순간 내 몸이 변하는 것이다. 이 모든 것을 가능하게 하는 힘은 바로 체력이다.

해 보지 않으면 모른다

_나에게 맞는 식이와 운동 찾기

위밴드 수술 부작용으로 몇 달 동안 병원에 입원한 뒤 몸이 어느 정도 회복되기 전까지 다이어트는 생각하지 않았다. 일상생활이 가능할 때까지 기다렸다. 운동이나 식이를 통해 몸을 변화시킬 수 있는 단계가 아니었다.

건강한 다이어트를 하겠다고 마음은 먹었는데 도대체 어떻게 해야 하는지 너무나 막막했다. 인터넷이나 여러 매체들을 통해 정보를 수집해 운동과 식이 계획을 완벽하게 세웠지만 5일도 지속하지 못했다.

건강한 운동과 식이라고 해도 방법이 매우 다양하다. 소식을 하며 매일 4끼를 먹는 방법도 있고 아침저녁은 샐러드를 먹는 방법도 있다. 하지만 나는 식탐이 있기 때문에 아침에 샐러드를 먹으면 계속 먹을 것 생각이 나고 점심시간이 다가오기도 전에 허기가 졌고 결국 식사를 할 때 폭식을 했다.

나에게 맞는 식이를 고르는 것은 직접 해 봐야만 알 수 있다. 또 한 가지 중요한 것은 예전에 나에게 맞았던 방법이 지금 나에게 맞지 않을 수도 있다는 사실이다. 출산 전에 하던 방법이 출산 후에는 적용되지 않는다는 것을 알기 전까지, 하던 방법을 반복했던 게 출산 후 다이어트의 계속되는 실패 요인이었다. 환경이나 생활이 변하면 나에게 맞는 식이도 변할 수 있다는 사실을 꼭 기억해야 한다.

예전의 방법이
지금은 맞지 않을 수 있다

운동과 식이 중 자신이 더 힘들게 느끼는 게 있을 것이다. 사람마다 자신에게 더 쉬운 것과 어려운 것이 있다. 나의 경우 수술 직후, 식이는 굶거나 계획대로 챙겨 먹을 수 있었는데 운동은 힘들었다.

병원에서 퇴원한 직후 나의 체력은 0이었다. 일주일에 3번 피트니스 센터에 가고 아침, 점심, 저녁, 간식 모든 식이를 건강하게 먹으려고 했는데 불가능했다. 운동을 잘못 선택한 것 같다고 느껴서 주 3일 집에서 홈트를 하는 것으로 계획을 수정했다. 하지만 그래도 지킬 수 없는 건 마찬가지였다. 계획 자체가 나에게 벅찼던 것이다. 당시는 걷기만 해도 힘이 들고 피곤해서 운동을 할 수 없는 체력이었는데 일주일에 3번 운동을 계획했으니 당연히 할 수 없었다.

원인을 알지 못한 채로 1년간 방황하다 깨달았다. 나는 지금 이런 걸 할 때가 아니라는 것을.

식단은 우선 나중으로 미뤄 두고 걷기부터 시작했다. 처음에는 30분도 걷기 힘들었다. 운동을 한다고 걷다가 택시를 타고 집으로 돌아오기도 했다. 이렇게 일주일에 2번 걷던 것이 3번이 되고, 또다시 4번이 되고 시간도 점점 늘어났다. 걷기 말고 뭔가를 더 하고 싶어졌고 그때 식이도 제대로 해 보고 싶다는 또 다른 목표도 생겼다.

체력이 없었기 때문에 운동을 하는 것보다 식이는 조금 더 잘할 수 있을 거라 착각했지만 식이도 잘 지켜지지 않았다. 야식에 간식에 술까지 먹고 마시던 것을 전부 바꾸기로 하고 3끼 먹기를 목표로 했다. 누군가에게는 쉬운 3끼 먹기가 나는 너무 힘들었다. 이것 저것 해 봐도 식욕을 막을 수가 없어서 어느 날은 펑펑 울기도 했다. 운동이 그랬던 것처럼 객관적으로 나를 보지 못하고 처음부터 너무 욕심을 낸 것이다. 결국 야식이나 간식을 끊는 것도 나에게 힘들 것 같다고 판단해 내가 하고 있는 식이 중 가장 없애고 싶은 것부터 빼 보기로 했다. 그게 아이스크림 먹기였고 그 후 아주 가끔은 먹었지 만 예전같이 습관적으로 먹지는 않게 되었다.

이렇게 조금씩 하는 변화에 2년 정도 시간을 들였고 루틴이 잡히니 운동을 1시간 반에서 2시간까지 할 수 있게 되었다. 식이는 가끔 먹고 싶은 것을 먹기도 하지만 자책하거나 다음 날 몸이 크게 변화될 정도로 폭식하진 않게 되었다.

이렇게 몸이 자리 잡기까지 한 번의 고난이 있었다. 바로 임 신과 출산이었다. 출산 전과 똑같은 방법으로 운동과 식이를 했는 데 나아질 기미가 보이지 않았다. 고민 끝에 깨달았다. 출산 전에는 운동이 힘들었는데, 출산 후에는 반대로 식이가 더 조절하기 힘들 다는 것을 말이다. 육아를 하다 보면 나의 의지대로 휴식을 취할 수 없다. 말 그대로 '엄마파워'로 육아를 해내지만 영혼이 탈탈 털리고 나면 폭식을 하고야 말았다. 그래서 식이를 먼저 습관으로 만든 후 운동 루틴을 만들기로 했다.

나는 이렇게 시행착오를 거쳤지만 여러분은 더 짧은 시간 안에 할 수 있다. 줌바, 에어로빅, 요가, 필라테스, 인터벌 트레이닝 등 운동의 종류는 다양하고 접하기도 쉬워졌다. 이 중 몇 가지 나에게 맞는 운동을 찾아 두고 그중 본인의 컨디션에 따라 골라가며 해 보라. 나에게 맞는 방법을 금방 찾으면 좋겠지만, 그렇다면 누구나 다 이어트에 성공했을 것이다. 평생 할 수 있는 나만의 방법을 찾는 시간이 1년 혹은 2년이라면 투자할 가치가 있다고 생각한다. 과정 없는 결과는 없다. 처음엔 더디게 느껴지지만 체력이 생기고 나면 속도가 더 빨라진다.

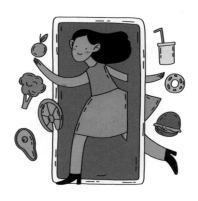

사회생활하려면 못한다고요?

핑계 없는 무덤은 없다. 하지만 다이어트에는 핑계가 없어야한다. 나는 다이어트를 하면서 힘들었던 것 중 하나가 내 계획 이외의 변수들이 너무 많다는 것이었다. 변수가 없으려면 집 안에서 혼자만 있어야 했다. 그래서 바깥활동을 최소화했다. 그렇게 해서 성공했을까?

바깥활동을 최소화한다고 해도 바깥에 나갈 일은 적지만 분명 있었고 사람이기 때문에 사회활동을 하지 않을 수 없었다. 이렇게 집에 있으면서 활동량을 줄이니 기초체력은 떨어져 가고 식사량도 줄지만 음식에 대한 욕구는 반대로 더 커져갔다. 집에만 있다고 계획대로 되는 것도 아니었다.

대학교를 다닐 때는 학교 친구들과 점심을 먹어야 하니까 내 마음대로 식단을 구성할 수 없고 술 약속이 생기기도 해서 다이어트가 잘 안 됐고, 취업 준비하면서는 공부를 해야 해서 운동량이 적어지고 스트레스를 많이 받으니 계속 먹는 걸로 풀었다. 결혼 후 출산하고 육아를 하니 내 스케줄은 하나도 없고 거기에 아이들이 아프기라도 하면 나을 때까지 며칠에서 길게는 몇 주 동안을 24시간 아이들과 있어야 했다. 아이들이 낫고 나면 병간호하느라 지쳐서 그다음은 내가 아프니 거의 한 달을 아무것도 못하고 지내게 되었다. 연휴 기간도 비슷했다 내가 덜 먹으면 시부모님이 걱정을 하셨고 무엇보다 평소보다 더 많은 맛있는 음식의 유혹을 나 스스로도 뿌리칠 수 없었다.

결론은 아무 일이 없을 땐 절대 없다는 것이다. 다이어트를 할 수 없는 이유를 찾자면 수십 가지를 만들 수 있다. 그럼에도 불구하고 그런 상황에서 내가 할 수 있는 최선의 선택을 하고 유연하게 대처하며 다시 일상생활에 돌아왔을 때 나의 목표와 루틴이 흔들리지 않도록 하는 게 중요하다.

일례로 친구들을 만나면 디저트도 먹고 한번 먹으면 자제가 힘들어서 다이어트 기간 동안 친구들을 만나지 않으려고 한다는 회원님이 있었다. 나는 절대 그러지 말라고 했다. "다이어트가 끝나고 친구를 만나서 이것저것 먹었다고 체중이 증가하면 다시 또 친구 안 만날 건가요?" 하고 되물었다.

작은 차이가
변화를 만든다

우리는 일상생활을 하면서 다이어트를 해야 한다. 그렇지 않다면 다이어트가 끝남과 동시에 체중은 물론이고 자신의 마음까지 위협받게 될 것이다. 많은 분들이 목표까지 체중을 줄였는데 왜 다시 자신을 컨트롤하지 못하는지 자책하고 우울해한다.

어떻게 일상생활을 똑같이 하면서 다이어트를 하냐고? 그럼 맨날 치킨을 먹어도 된다는 거냐고? 그건 아니다. 예를 들면 매일 먹던 치킨을 일주일에 한 번 먹다가 적응이 되면 2주에 한 번, 3주에 한 번으로 줄여가는 것이다.

횟수나 양을 줄이는 게 아니라 음식 자체를 대체할 수도 있다. 가족들과 외식을 하려고 중국집에 갈 경우는 그 안에서 먹을 수 있는 음식을 찾으려고 하라. 짬뽕을 시켜서 야채와 해물 그리고 면을 조금 먹어도 되고, 고깃집에 갔다면 밥을 적게 먹고 고기와 야채를 위주로 먹을 수도 있다.

나는 아이들을 볼 때 틈새 운동을 즐겨 한다. 말은 거창해 보이지만 그저 항상 움직이는 것이다. 아이들과 놀 때 그냥 앉아 있는 게 아니라 다리를 벌리고 하체 스트레칭 자세로 앉아서 노는 것이다. 청소할 때 힘들다 생각하며 할 수 없이 청소기를 미는 게 아니라 운동한다 생각하고 바르게 서서 밀고 다니는 것이다. 잠깐 이렇게 하는 게 얼마나 효과가 있을까 하는 생각이 들지만 티끌모아 태산이라는 말이 있다. 이런 것들이 모여서 변화를 만들어 낸다. 음식도 마찬가지다. 이게 다 무슨 소용인가 하고 생각하지 마라. 분명한 변화가 생긴다.

나의 피로는 육체에서 올까, 정신에서 올까

내가 왜 아이 반찬을 만들며 계속 먹는 것일까 생각해 보니 스트레스 때문이었다. 정신적으로 피곤하면 먹을 것을 찾는 습관이 있었다. 스트레스를 가장 많이 받는 일이 무엇인지 나열해 보았다. 그중에서 아이들이 잠에 쉽게 들지 못하고 장난을 칠 때가 가장 스트레스가 심했다. 하루 육아를 끝내고 나만의 시간, 운동시간이 확보되지 않으면 스트레스를 받고 먹는 것으로 푼 것이다.

그래서 운동 시간을 바꿔 버렸다. 아이들이 일어나기 전에 먼저 일어나서 운동을 하기로 했다. 나는 원래 저녁에 집중이 더 잘되고 아침에 일찍 일어나는 것을 너무나 힘들어하는 사람이다. 그런데도 목적이 생기니 일어나서 움직이게 되었다.

처음에는 피곤으로 낮에 몽롱하기도 해서 괜히 시간을 바꿨나 싶기도 했다. 하지만 저녁 운동 때문에 아이들에게 어서 자라고 강요하는 것이 싫었고 그래서인지 운동이 숙제처럼 느껴졌다. 물론 피곤해서 아침 운동을 못할 때도 있었지만 그래도 습관을 유지하려고 했다. 3개월 정도 지나니 오전에 일어나서 운동을 하고 그 이후에 활동하는 것이 처음처럼 피곤하게 느껴지지 않았고 자는 시간도 저절로 빨라지기까지 했다.

상황을 인정하고
그 안에서 노력하기

아이들이 번갈아 짜증을 낼 때도 스트레스가 심했는데, 이때는 다양한 아이템을 준비하는 것으로 대처했다. 아이들이 좋아하는 책, 점토, 색종이, 장난감 등을 준비해 두고 짜증을 많이 내는 날에 꺼내 놀아 줬다. 그럼에도 아이의 짜증이 멈추지 않는 날에는 어떻게든 하루를 잘 마무리하자고 마음을 다잡았다. 둘째가 세 살 정도 되어 말이 통하게 되니 이런 횟수도 급격하게 줄어들었다. 스트레스받는 일이 줄어들자 저녁에 음식을 찾는 횟수도 감소했다. 그러자 자연스럽게 가족들 음식을 만들 때 반찬으로 식사를 하는 일도 줄어들었다.

운동을 할 수 없게 만드는, 음식을 더 찾게 만드는 나의 피로가 육체에서 오는지 정신에서 오는지 체크해 보라. 그리고 막연하게 머릿속에 떠올리는 것보다 구체적으로 어떤 상황에서 오는지 적어 보라. 더불어 각각의 상황들이 내가 컨트롤 가능한 것인지 피할 수 없는 것인지 다각도에서 바라보라.

아이들이 어릴 때는 엄마가 힘들 수밖에 없다. 어린아이들이 있다면 엄마 자신이 사용할 수 있는 물리적인 시간의 양이 적고 상황을 컨트롤할 수 없는 부분이 많기 때문에 이를 인정하고 운동, 식이의 목표를 너무 높지 않게 잡는 것도 중요하다. 자신이 현재 처해 있는 상황에서 현실적인 최고의 노력을 해 보라.

무엇을 더 잘하고 어떤 결과물을 내지 않아도 여러분이 자신의 몸에 관심을 갖고 노력한다는 자체가 스스로를 칭찬해 줄 만한 일이라는 것도 기억하라.

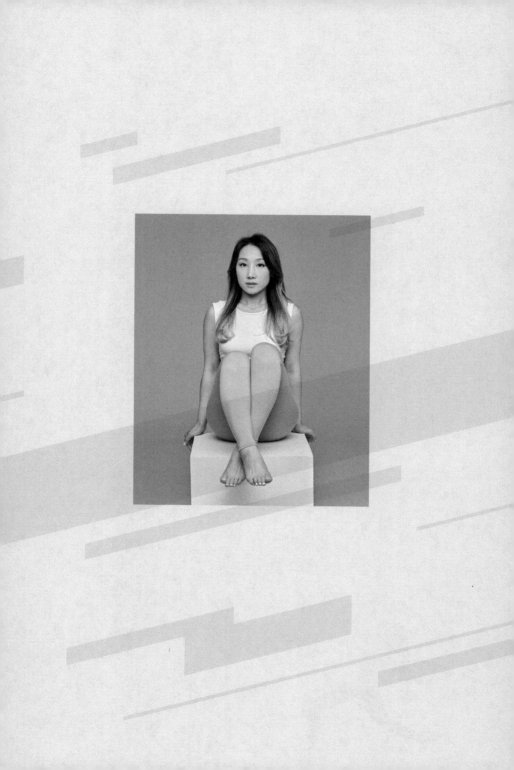

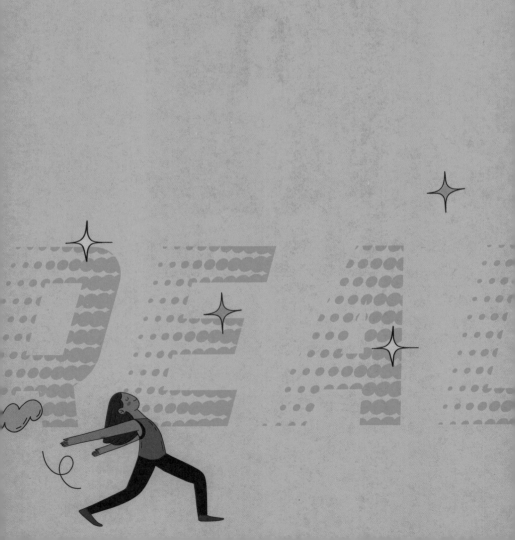

〈 4장 〉

완벽이 아닌
한발
나아가기부터

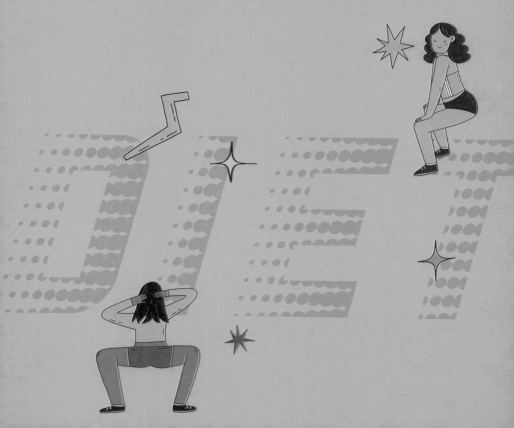

최소한의 스트레스를 받는 방법으로

외모가 경쟁력이라 말하는 시대. 마른 몸이 예쁘다는 인식을 갖게 하는 여러 매체들. 그 속에서 우리는 구체적인 이유도 없이 다이어트를 해 왔다.

나는 20년 동안 다이어트를 할 때마다 매번 다른 계획을 세웠다. 다이어트가 실패하면 일주일 길게는 한 달 동안 마음대로 먹다가 이대로는 안 되겠다 싶은 지경까지 가면 그때 또 다른 다이어트 방법을 검색해서 다이어트를 했다. 이 외에도 다이어트를 결심할 때마다 세부적인 사항들까지 철저하게 계획을 세우곤 하는데 어쩐지 매번 실패를 했다.

생각해 보라. 매일 끌리는 대로 메뉴를 정해 아침, 점심을 먹고 식후에는 케이크 한 쪽, 저녁에는 술 한 잔, 야식으로 치킨 한 마리를 먹어 왔다. 움직여야 하는 최소한의 양만 움직이고 운동은 한 번도 해 본 적이 없다. 그런데 갑자기 '너 이제 그렇게 먹으면 안 된대. 밀가루, 소금, 설탕 모두 끊고 당분간 클린한 생활을 하자. 그리고 일주일에 6일은 운동해야 해'라고 하면 몸이 말을 들을까?

하찮은 계획이라도
괜찮다

처음에는 지키는 듯하다가 금방 원래의 패턴으로 돌아갈 것이다. 자신이 세운 식이 계획은 최종적인 목표로 두라. 그 목표는 한 번에 빠르게 도달하지 않아도 된다. 처음부터 모든 걸 완벽히 하지 않아도 된다. 처음 세운 계획을 다른 사람이 보았을 때 "이게 무슨 다이어트하는 사람이니?"라고 이야기해도 나에게 변화를 이끈다면 괜찮다.

나는 계획을 세운 후 그대로 실행이 안 되면 매우 스트레스를 받았다. 하지만 계획은 수정해도 된다. 막상 해 보니 조금 더 난이도를 올려도 되겠다고 느끼거나 자꾸 실패해 지켜지는 날이 적다면 계획을 다시 세워라. 자신이 최소한의 스트레스를 받으며 할 수 있는 방법이 가장 좋은 방법이다.

완벽하고 싶다는 강박은 날려 버려라. 나는 40kg이 되면 아무 문제가 없을 것이고 완벽한 삶을 살 수 있을 것이라 믿었다. 하지만 40kg이 되었는데도 여전히 불행했다. 앞자리 숫자를 3으로 만들어 보고 싶다며 나보다 더 예쁜 사람들과 같아지려면 어떻게 할 수 있을지 찾아다녔다. 외적인 변화가 나를 완벽하게 해 줄 수는 없었다. 물론 행복감을 주는 요인 중 하나가 될 수는 있지만 전부가 되지는 않았다. 완벽한 사람은 누구도 없다. 지금 그대로도 여러분은 아름답다. 기억하라.

배와 엉덩이를
가리고 싶지 않아서

다이어트를 시작하려고 할 때 목표 세우기에 앞서 내가 다이어트를 하려고 하는 이유와 다이어트를 하고 난 후 어떤 삶을 살 수 있을 것인지 구체적으로 적어 보라. '3개월 동안 5kg 감량과 같은 수치적인 목표보다 이게 더 중요하다.

나는 10년 이상을 얼마 동안 몇 kg까지 감량하겠다는 목표만 세웠다. 닮고 싶은 사람의 키와 체중을 적어 두고 집에 와서 BMI를 계산해 보고 내가 몇 kg 감량하면 그 사람처럼 되는 것인지 수도 없이 헤아려 봤다. 나중에는 내가 왜 다이어트를 하려고 하는지 이유도 모른 채 그냥 '살을 빼면 행복할 테니까'라는 막연한 생각만 가지고 있었다. 때문에 의지력도 떨어지고 쉽게 실패했다.

수치보다
구체적인 나의 모습을

'살을 빼면 행복해질 거야'라고 생각하지만 사실은 지금 당장 먹는 케이크와 누워서 보는 영화가 나를 더 행복하게 한다. 굳이 살을 빼 행복을 찾을 필요가 없어지는 것이다. 내가 살고 싶은 삶이 명확해지면 순간의 즐거움을 참고 지나쳐 버릴 여유가 생긴다.

둘째까지 출산을 하고 난 뒤 1년 반 정도는 손이 많이 가는 시기라 내 생활을 할 수가 없었다. 둘째가 커가며 밤에 시간이 조금씩 생기면서 다시 두 주먹을 불끈 쥐었다. 그때 다이어트를 하려고 하는 이유를 적었다. '매순간 당당하고 건강미 있는 삶을 사는 예쁜 할머니가 되기 위해서.' 이것이 나의 다이어트 이유다.

출산한 지 1년이 훨씬 넘었는데도 여전히 입고 있는 배와 엉덩이를 가리는 옷을 더 이상 입기 싫었다. 허리가 잘록하고 누가 봐도 완벽한 몸매를 갖고 싶은 게 아니라, 30~40대 아니 70대가 되어서도 운동을 하며 바른 자세에 당당함이 느껴지는 사람 더불어 스스로를 아름답다고 생각하는 사람이 되고 싶었다.

'배를 포함한 내 몸의 살들을 가리려고 하지 않겠다. 가끔 먹고 싶은 피자도 먹고 치킨도 먹지만 그다음 날 운동과 식단 관리를 해서 내 몸을 유지할 수 있게 하겠다. 몸은 나의 의지로 변화 가능하다. 건강한 몸은 건강한 정신을 반영한다. 나는 건강한 사람이 되었다.' 그 당시 적었던 내가 살고 싶은 삶의 모습이다.

다이어트가 되지 않은 몸이 모두 건강하지 않은 것은 아니다. 조금 통통해도 건강에 이상이 없고 나의 몸이 내 마음에 든다면 굳이 다이어트를 할 필요는 없다고 생각한다. 하지만 외모로 인해서 스트레스를 받고 있다면 스트레스를 해결하기 위한 자신만의 방법을 찾아보길 바란다. 여러분은 왜 다이어트를 하고 싶은가? 다이어트를 한 후 어떤 생활을 꿈꾸고 있는가? 다음 쪽에서 '다이어트 후 내가 살고 싶은 삶'에 대한 그림을 자세히 그려보라.

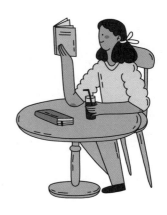

다이어트 후 내가 살고 싶은 삶

몇 kg까지 빼겠다는 정량적인 목표보다 어떤 삶을 살고 싶다는 정성적인 목표가 더 중요하다. 다이어트를 지속하게 만드는 힘은 여기서 나온다. 나는 어떤 외면과 내면으로 앞으로의 삶을 살고 싶은지 적어보라. 구체적일수록 좋다.

나의 외면

_____

_____

_____

_____

나의 내면

_____

_____

_____

_____

폭식하는 당신에게

나도 다이어트를 시도하던 처음부터 폭식증이 생겼던 것은 아니다. 때는 대학생 때였다.

수능이 끝나자마자 친구들은 다이어트를 어떻게 해야 하는지 나에게 물어봤다. 그동안 다른 친구들은 공부가 우선이었기에 다이어트와 거리가 멀었다. 중학생 때부터 식이 조절을 했던 나는 이미 꽤 오랜 기간 다이어터의 삶을 살고 있었다. 전문가가 된 것처럼 자세하게 알려 줬다. 지금 생각하면 올바르지 못한 다이어트 법이긴 했지만.

그리고 몇 달 후, 대학생이 된다는 해방감에 모두들 신이 난 채로 만났다. 카페에서 친구들을 기다리고 있는데 오프숄더 원피스를 입은 친구가 하이힐을 신고 들어왔다. 또 다른 친구는 안경을 벗고 스키니 청바지와 몸에 잘 맞는 재킷을 입고 왔다. 기린같이 길어진 목과 날렵해진 턱선, 무엇보다도 재킷으로도 감출 수 없는 여리여리한 어깨가 한눈에 들어왔다.

나는 친구들을 보자마자 집에 가고 싶었지만 반가운 마음에 일어날 수가 없었다. 무슨 이야기를 나눴는지도 모를 정도로 자리만 지키다가 집에 돌아왔고 방에 들어가자마자 펑펑 울었다. 그때는 왜 울었는지 이유도 몰랐다.

다이어트에 실패했다고
패배자는 아니다

나의 폭식증과 거식증은 이때부터 시작되었다. 모두들 나를 성공한 다이어터라고 불렀는데 더 이상은 아니었다. 그때부터 음식을 줄이고 하루에 토마토 몇 개로 생활했다. 하지만 몇 달 내내 토마토만 먹고살 수는 없었다. 스트레스를 음식으로 푸는 습관까지 있던 모태 통통에게는 더욱 불가능한 일이었다.

체중이 조금 줄어들면 폭식을 하고 체중이 조금이라도 증가하면 절식을 하는 삶을 반복했다. 이때 시작된 폭식증은 완벽하게 없어지지 않아 10년 이상 지난 지금도 나를 괴롭힌다. 폭식증까지는 아니지만 너무 힘들면 음식으로 풀고 싶은 본능이 스멀스멀 기어 나오고 체중이 빠지지 않을 때면 절식을 해 버릴까 하는 유혹이 생기는 것이다. 그래도 유혹에 넘어가지 않는 게 달라진 점이다. 내가 폭식증을 어떻게 조절하고 유혹에도 단단히 버틸 수 있는지 경험을 나눠 보려고 한다.

먼저 폭식증의 원인을 찾아야 한다. 참고 있던 식욕이 한 번에 터지는 경우도 있고 스트레스를 받으면 폭식으로 푸는 경우도 있다.

참았던 식욕이 터지는 폭식이라면 평소에 너무 절식을 했기 때문이다. 평소에 식이를 잘 유지했다 해도 폭식을 하면 그동안의 노력이 무의미하게 되어 버리고 만다. 힘들게 한 식이를 물거품으로 만드는 패턴이 반복된다면 '적당히' 먹는 연습을 해야 한다. '적당히 먹는 거 그게 가능한가요?'라는 생각이 들 것이다. 차라리 아예 안 먹는 것은 쉽다고, 적당히 먹는 것은 의지력이 강해야 할 수 있는 일이라 생각할 수 있다. 하지만 이것 역시 습관에 불과하다.

나만의 힐링 푸드를
찾아보라

스트레스를 받았을 때 폭식으로 푸는 습관은 나도 고치기 매우 힘들었다. 단 음식을 주로 먹었는데 대부분 아이스크림, 초콜릿 같은 음식이었다. 이런 걸 먹지 않으려고 아무리 애를 써도 결국 단 것을 먹어야 끝이 났다. 몇 년 동안 여러 가지를 시도해 본 끝에 가장 적게 먹고 그나마 몸에 덜 나쁘다고 생각되는 음식을 찾았다. 바로 99% 카카오 초콜릿이다. 이걸로 부족하면 아주 꾸덕꾸덕한 초콜릿 아이스크림을 반 개 먹었다.

자신만의 힐링 푸드를 찾아보라. 스트레스를 다스리는 음식을 찾으면 먹은 게 더 스트레스가 되는 현상을 막을 수 있을 것이다. 음식이 아니라 스트레스를 푸는 다른 방법을 찾는 것도 좋다. 이건 먹는 것만이 만족을 주는 나에게 제일 힘든 방법이기도 했다. 그래도 음식 외에 나의 마음을 다스리는 것을 찾으니 내가 마음에 끌려 다니는 게 아니라 스스로를 통제하고 있다는 생각에 성취감이 들고 용기가 났다.

무엇보다 먹고 싶다면 먹어라. 기분 나쁠 정도로 무분별하게 먹는 게 아니라 조절하는 힘을 키우며 먹는 것이다. 평생 동안 고통스럽게 식욕을 누르며 살 수는 없다. 먹기는 하되 몸과 마음을 건강하게 만드는 방법으로 먹어야 한다.

식이 절제로 스트레스를 받는 것, 폭식을 해서 몸이 괴로운 것 모두 건강하지 못하다고 생각한다. 폭식과 절제 사이 균형을 찾는 과정이 다이어트라고 생각한다. 내가 좋아하는 게 무엇인지 진짜 원하는 게 무엇인지 찾아보라. 폭식 이전에 자신이 폭식을 하게 된 원인, 계기도 찾아보라. 나를 알아가는 시작이 다이어트를 성공으로 이끄는 첫 번째 걸음이니까.

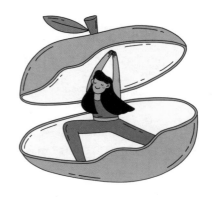

건강한 돼지가 되었다 해도

운동은 하지만 식이가 어려운 경우가 많이 있을 것이다. 운동을 하면 밥맛이 도니 평소보다 많은 양을 먹기도 하고 야식, 술, 인스턴트 등 그 전에 먹던 대로 먹기도 한다. 그러다 보면 다이어트를 위해 운동은 하는데 오히려 건강한 돼지가 되는 것 같다고 느껴질 때가 있다.

나도 출산 후 체력은 조금씩 늘었지만 식이를 잘 못하니 몸에는 지방이 잔뜩 끼어 있었다. 왜 나는 항상 같은 자리를 맴도는 것일까, 운동강사로서 회원님들에게 이런 나의 몸을 보여 주는 것이 자격이 있는 것일까 하는 고민이 되기도 했다. 운동도 식이도 하기 싫어졌다. 무엇을 위해 이런 힘든 길을 가야 하는지, 게다가 결과도 늘

만족할 만하게 나오지 않으니 더욱 힘들었다. 다이어트를 내려놓고 일주일 동안 죄책감 없이 신나게 먹었다. 그런데 일주일이 지나니 더 괴로워졌고 일주일 동안 먹은 것들이 후회되고 무엇보다 이런 내가 싫어져서 또 다이어트를 계획하길 반복했다.

그러다 어느 순간 그동안 해 왔던 것이 쓸모없는 것이 아니었다는 것을 보여 주듯 식이와 운동이 부스팅되고 있다고 느꼈다. 운동의 강도도 올릴 수 있었고 식이 역시 자리 잡게 되었다. 이전에 계속 실패했더라도 꾸준히 해 왔기 때문에 할 수 있었던 것이다.

그럼에도 나아가고
있다는 사실

누구에게나 다 때가 있다. 다이어트를 시작해도 곧장 몸이 적응해서 변화를 보여 주기는 힘들다. 지금은 비록 건강한 돼지인 것 같아도 운동은 하고 있는 거니까 너무 초조해하지 않아도 된다. 건강한 돼지라면 어떤가? 그 전에는 그냥 돼지였다면 지금은 '건강한' 돼지이지 않은가? 나아가고 있다.

나의 노력이 한 순간에 터지면서 원하는 결과를 만들어 주는 때가 분명히 온다. 그때를 위해 우리는 의심의 싹을 자르고 계속 노력해야 한다.

　자신의 현재가 만족스러운지, 내 의지로 다이어트를 하고 있는지 꼭 체크해 보라. 또 당장 나의 모습이 만족스럽지 않을지라도 노력을 멈추지 마라. 꾸준히 노력하고 있다면 언젠가는 그 노력이 빛을 발휘할 때가 분명히 올 것이다.

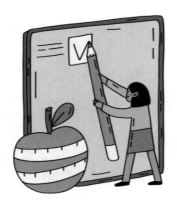

30년 넘은 몸을
어떻게 3개월에 바꿔요?

우리의 몸은 내가 살아온 과정이 쌓인 결과다. 짧은 시간에 절대 바꿀 수 없다. 혹 지금 당장 목표한 것을 이룬다고 해도 다시 제자리로 돌아간다면 무슨 소용인가? 내가 목표한 것을 이루고 유지해서 그 상태를 '원래 상태'로 만들어야 한다.

나는 다이어트를 하면서 너무 조급했다. 내가 정한 체중에 빨리 도달하기 위해서 어떤 방법이라도 썼다. 그렇게 해도 목표에 가기 힘들었고 가더라도 열흘이 채 되지 않아 원상복귀 되는 일이 다반사였다. 스트레스는 스트레스대로 받고 몸은 몸대로 상하고 결과는 제자리걸음이었다.

이 과정을 수없이 반복한 후에 나의 어리석음을 깨달았다. 이를테면 약을 먹고 굶고 원푸드를 해서 겨우 50kg이라는 목표 체중을 만들어도 50kg을 유지한 건 고작 일주일이었는데 나는 그때부터 내 체중은 50kg이라고 생각했던 것이다. 일주일 후에 55kg이 된건 원래 상태로 돌아간 것뿐인데 살이 쪘다고 생각하고 50kg이 되어야 한다고 다그치는 것이다. 50kg으로 생활했던 그 일주일이 스스로를 자극하고 체중에 대한 강박을 만든 것이다.

쉽게 얻은 것은 쉽게 잃는다는 말이 있다. 약을 먹고 원푸드 다이어트를 하며 빠르게 뺀 체중은 쉽게 돌아갈 수 있다. 반면 어렵더라도 온전히 나의 노력으로 이룬 것은 쉽게 돌아가지 않는다. 그 과정에서 얻은 힘이 있기 때문이다. 몸은 그 사람의 노력이 그대로 보이는 곳이다. 어느 것 하나 마음대로 되지 않는 세상에서 유일하게 그렇지 않은 곳이 몸이다. 꾸준히 관리하면 절대 배신하지 않는다.

다이어트를 할 때 식품이나 보조제 외에도 '3주 완성 다이어트', '100일 챌린지' 등 다양한 챌린지에도 많이 참여했다. 그런데 시도할 때마다 실패했다. 평소에 꾸준히 운동과 식이를 하다 챌린지를 하면 효과가 있었겠지만 그때 나는 성공할 수 있는 밑바탕이 없었다. 변하고 싶은 마음은 누구보다 간절하지만 그에 따른 노력은 하지 않고 있다는 걸 몰랐다. 생각하는 것을 행동하고 있다고 착각한 것이다.

다이어트를 생각한 시간 말고
행동한 시간을 따져 보라

내 몸은 나의 역사를 보여 준다. 야식을 먹었는지, 디저트를 즐겨 먹었는지, 규칙적인 식사와 운동을 했는지 모조리 보여 준다. 어느 날 내 몸을 보니 형편없었다. 그동안 몇 년을 다이어트를 한다며 고생하고 스트레스를 받으며 살아왔는데 이 모양이니 화가 났다. 그런데 나는 생각을 고쳐먹었다.

20년, 30년 혹은 40년 이상 내가 살며 만들어 온 몸을 어떻게 단 3개월 만에 혹은 6개월 만에 바꿀 수 있을까? 6개월 만에 요요 없는 완벽한 다이어트를 할 수도 있다. 하지만 그 안에는 단 하루도 쉬지 않는 피나는 노력이 있었을 것이다.

여러분은 이 세상을 몇 년 동안 살았는가? 또 얼마 동안 몸을 위해 노력을 했는가? 잊지 마라. 3년을 투자해서 20년 이상 살아온 내 몸을 바꾸고 내가 꿈꾸던 워너비 몸매로 60년 이상 살 수 있다면 3년이 긴 시간은 아니다. 평생을 내가 그리던 몸으로 사는 인생, 기대되지 않는가?

이제는 그냥 움직일 때

다이어트로 어떤 삶을 살고 싶은지 구체적인 이유와 목표를 담아 써 보았다면 이제는 움직일 때다.

다이어트에 관한 수많은 정보를 얻을 때마다 아는 것이 힘이라고 생각했다. 궁금한 것도 많았다. 평소 좋아하는 카푸치노는 먹지 말아야 할까? 뱃살을 빼려면 공복에 운동해야 할까? 과일은 당이 높으니 먹으면 안 될까? 등등 답을 찾으려 책을 뒤적거리거나 인터넷 검색을 하며 많은 시간을 보냈다. 하지만 너무 많은 정보는 오히려 독이 되었다.

다이어트의 시작은 정보 수집이 아니라, 현재 자신의 상태를 파악하는 것부터 해야 한다. 나는 다이어트 기간에는 음식 섭취량을 확 줄였다가 주말에는 폭식을 했다. 식사시간을 따로 정해 두지 않고 먹고 싶을 때 아무 음식이나 먹었다.

운동은 요가를 계속하고 있었지만 음식량을 줄이는 다이어트를 하다 보니 힘이 없어서 늘어져 있을 때가 많았다. 학교에 가거나 꼭 외출해야 하는 일이 아니면 거의 집에서 누워 지냈다.

이런 상태에서 카푸치노를 끊어야 할지 공복 운동을 해야 할지 고민하고 정보를 찾는 건 아무 도움이 되지 않았다. 폭식으로 과자나 초콜릿을 일주일에 몇 번씩 먹으면서 카푸치노를 끊고 공복 운동하는 것이 무슨 의미가 있겠는가.

정보 수집은 그만
사소한 행동이라도 시작하기

건강한 다이어트를 하기로 결심한 뒤 지금 나의 상태에 대해 모두 적는 것부터 시작했다. 식이와 운동은 어떻게 하고 있는지, 어느 정도의 체력인지, 폭식은 언제 하는지 등 빠짐없이 적었다. 적어 보니 내가 생각하고 있었던 것과 실제 하고 있던 것이 차이가 많아서 놀라웠다. 생각보다 나쁜 습관들이 더 많았던 것이다.

그 후 식이 패턴 중 가장 없애고 싶은 것에 동그라미를 쳤다. 건강한 식이를 위해 바꿔야 할 것들이 많았지만 그중 폭식하는 습관과 아이스크림이나 초콜릿을 먹는 습관을 제일 먼저 없애고 싶었다. 아이스크림과 초콜릿 먹지 않기는 지키기 너무 어려울 것 같아 규칙적인 식사부터 해 보기로 했다.

운동은 주 5일 요가를 다니고 있었는데, 센터에 왔다 갔다 하는 것 자체만으로 힘이 너무 빠져서 집에서 주 3회 요가를 하는 것으로 바꿨다.

2주 정도 해 보니까 규칙적인 식사는 어느 정도 가능한데, 역시 아이스크림이나 초콜릿 끊기는 어려웠다. 특히 생리 중일 때나 스트레스를 받을 때면 단 것이 너무 당겼다. 계속 허용할 수는 없으니 다크 초콜릿 3쪽, 아이스크림은 반 개로 제한을 두기로 했다.

이렇게 계획을 세우더라도 수정해야 할 때가 생기고 처음 세운 계획에 도달하는데 시간이 조금 걸릴 수도 있다. 중요한 것은 사소해도 뭔가를 해야 한다는 것이다. 내가 인지하는 나와 실제 자신이 다른 경우가 많다. 생각만 하고 행동은 안 했는데 행동했다고 여기는 경우도 많다.

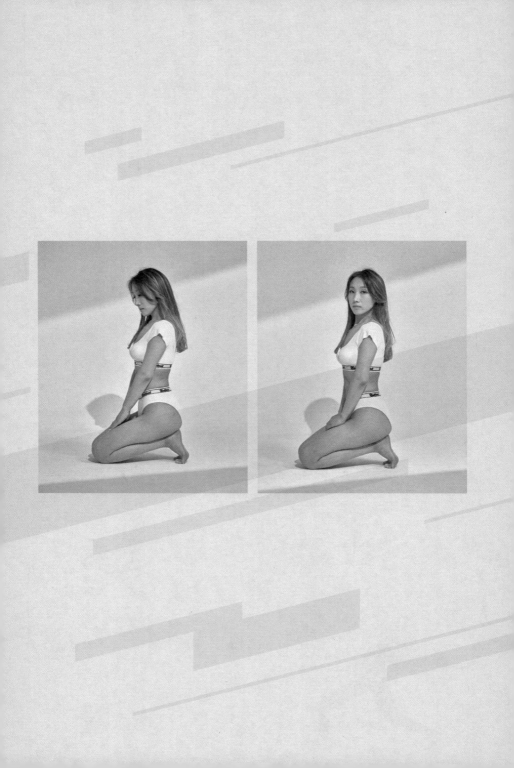

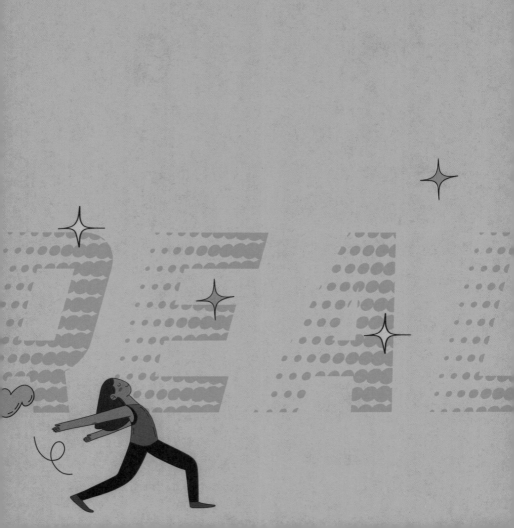

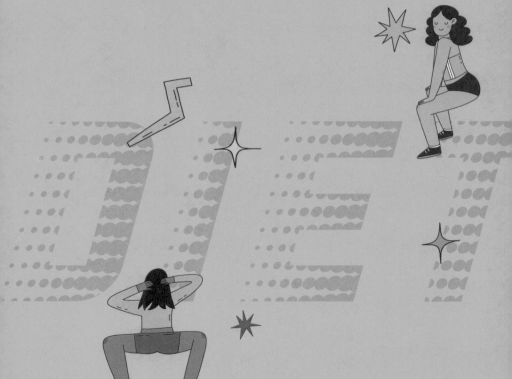

〈 5장 〉

평생 가는
건강한 몸을
만드는 법

워너비 만들기

　　○○님이 상담을 요청했다. 다이어트를 꽤 오랜 기간 하고 있는데 어느 순간 왜 다이어트를 하는지 목적을 잃은 것 같고 그래서 유혹에 쉽게 무너지는 것 같다고 했다.

　　다이어트를 하는 이들에게 '왜 다이어트를 하나요?'라고 물어보면 '살을 빼면 예쁠 것 같아서요', '원래 55kg이었는데 지금 살이 많이 쪄서요' 등과 같이 말한다. 근본적인 목적을 담아 말하는 사람은 드물다.

　　근본적인 목적이 없는 사람은 정체기가 왔을 때 마음을 다잡지 못하고 예전 습관이 쉽게 나타난다. 원래의 몸으로 가려는 움직임이 시작되는 것이다. 이것이 바로 요요다.

반면 근본적인 목적이 있는 사람은 하루 이틀 운동을 쉬고 마음껏 먹어도 금방 마음을 다잡고 하던 루틴으로 돌아간다. 순간의 즐거움보다 내 삶의 가치를 실현하는 것이 중요하기 때문이다. 괴롭지만 참는 게 아니라 여유롭게 그냥 지나쳐 버리는 것이다.

다이어트의 목적을 찾아야
지속할 수 있다

건강하기 위해서, 레깅스를 예쁘게 소화하고 싶어서 등 다이어트의 목적은 사람마다 다양하다. 그런데 이런 목적은 시기에 따라 변할 수도 있다. 그까짓 레깅스 안 입으면 어때? 하루 운동 안 한다고 안 건강해지는 거 아닌데 어때? 이렇게 생각할 수 있는 것이다.

그래서 나는 다이어트로 어떤 사람이 되고 싶은지 떠올려 보라고 조언한다. 워너비를 찾는 것이다. 닮고 싶은 사람이라는 눈에 보이는 구체적인 목표가 있어 쉽게 흔들리지 않는다.

나의 워너비는 이효리 씨와 린다 로딘(Linda Rodin)이다. 이효리 씨의 삶을 대하는 자연스러운 태도가 내가 지향하는 것들과 공통점이 많았다. 편안해 보이고 여유로워 보였다. 나는 아이를 키우며 내가 알게 모르게 잘못한 것들이 아이에게 평생 나쁜 영향을 미칠까 봐 두려웠다. 가끔은 육아가 버거울 때도 있었다.

이런 스트레스가 쌓여 있던 중 이효리 씨가 한 말이 큰 위로가 되었다. 가족을 책임져야 한다는 생각 때문인지 항상 어깨가 아파서 요가를 시작했다고 하며 한 말이다. "요가가 고통스럽잖아. 그런데 그것보다 삶이 더 괴로우니까 요가를 하는 것 같아." 자신에게 주어진 책임을 묵묵히 지면서도 편안하게 받아들이는 모습이 좋았다. 그리고 환경을 포함한 자신의 주변을 아끼는 이효리 씨의 활동들도 엄마로서 내가 고민하고 추구하는 것들과 맞닿아 있어서 본보기로 삼으며 나의 걸어갈 길을 흔들리지 않고 가고 있다.

이효리 씨가 내면의 워너비라면 외면의 워너비는 린다 로딘 할머니다. 린다 로딘은 '옷 잘 입는 할머니'로 유명한 스타일리스트다. 30년 넘게 스타일리스트로 활동했으며 올해로 75세다. '멋진 할머니'가 내 삶의 외형적 목표이고 이분의 자기 관리하는 모습을 닮고 싶다. 자기 관리를 한다는 것은 나를 사랑한다는 것이니 말이다.

나를 사랑하는 것은 매우 중요하다. 다른 사람과 비교하다 보면 자존감이 떨어지게 되어 있다. 종종 다이어트에 성공했다는 글을 보고 자신에게 실망하고 좌절하기도 할 것이다. 하지만 지금 그 사람의 모습이나 지금 내 모습은 중요하지 않다. 앞으로의 내 모습이 훨씬 중요하다고 생각한다.

워너비를 만들어 보라. 생각하는 대로 이루어진다는 말이 있다. 더 멋진 내 미래를 만드는 데 도움이 될 것이다. 지속 가능한 다이어트의 시작이 될 것이다.

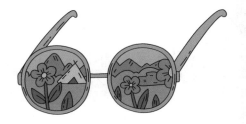

나의 워너비 찾기

1. 당신의 워너비는 누구인가?

여러 명이어도 괜찮다. 닮고 싶었던 사람을 떠올려 보라.

_____

_____

_____

_____

2. 그 사람처럼 되고 싶은 이유는 무엇인가?

항상 에너지가 넘쳐서, 몸매가 아름다워서, 자신만의 분위기를 가지고 있어서, 자신의 일에서 성공을 해서 등등 닮고 싶은 인물의 내면과 외면을 모두 살펴보라.

_____

_____

_____

_____

틈새 운동의 강력한 힘

아이를 키우는 엄마들의 현실은 비슷하다. 아이 뒤치다꺼리를 하다 보면 운동할 시간도 체력도 없다. 매일이 바쁘고 피곤하다. 운동을 하느니 그 시간에 쉬고 싶다.

더구나 결혼 전에는 운동을 하겠다고 마음먹으면 일주일에 몇 번을 하겠다는 식으로 계획을 세웠다. 그런데 아이를 키우면서는 이런 방식의 운동 계획이 잘 지켜지지 않았다. 아이가 열이 나고 아프거나 놀이터에서 더 놀겠다고 떼를 쓰면 그날의 운동은 못하게 되었다.

이런 생활이 반복될수록 운동을 해서 체력을 키워야 한다는 생각이 절실했지만 체력이 떨어지니 움직이는 것보다 시간만 나면 눕고 싶었다. 그래서 생각한 것이 틈새 운동이다. 시간과 체력 모두 없지만 운동의 필요성을 느낀다면 틈새 운동부터 시작해 보라.

그동안 운동과 거리가 멀었거나 운동할 시간이 일정치 않으면 시간을 정해서 하는 운동이 어렵게 느껴질 수 있다. 틈새 운동부터 시작해 보는 것이다. 각 잡고 매트를 펴고 영상을 켤 필요도 없다. 할 수 있는 틈새 운동이 생각보다 다양하다.

10분 안에 할 수 있는
틈새 운동

☑ 엘리베이터 대신 계단 이용하기

계단을 이용할 때도 그냥 터벅터벅 오르는 것이 아니라 발바닥에 힘을 주고 등을 세우고 계단을 올라가라. 계단을 내려오는 것은 무릎 관절에 부담이 될 수 있기 때문에 내려가는 것보다는 오르기를 추천한다.

☑ 아이들 목욕시키는 중간 중간 빨랫줄 운동

아이들이 목욕을 하며 놀고 있을 때 잠시 서서 양팔을 어깨높이만큼 들고 벌린 후 좌우로 왔다 갔다 하는 동작이다.

☑ 아이들 재울 때 시저, 플라잉, 사이드킥, 브릿지

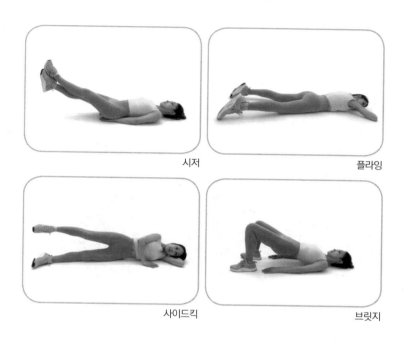

시저

플라잉

사이드킥

브릿지

☑ **화장실 갈 때마다 스쿼트 30개**

☑ **샤워 전 스쿼트 30개**

☑ **지하철 한 정거장 먼저 내려 걷기**

☑ **화장실 가기 전 턱걸이**

방문에 아이들 그네를 매달아 놓은 분들은 그 봉을 잡고 턱걸이를 종종 할 수 있다.

✔️ 부엌에서 나오면서 원레그 데드리프트, 런지

원레그 데드리프트는 선 자세에서 한쪽 무릎을 약간 구부려서 중심을 잡은 후 반대쪽 다리를 뒤로 들어 올려 주는 동작이다. 이때 허리가 너무 꺾이거나 굽지 않도록 복부 힘을 사용해서 상체를 펴고 한다.

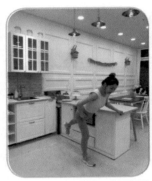 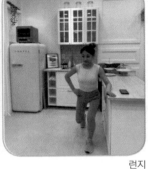

원레그 데드리프트   런지

✔️ 버스 기다리며 니킥, 백킥

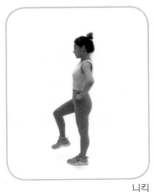 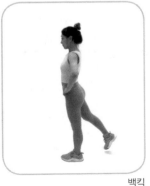

니킥   백킥

☑ 골반에 아이 앉히고 브리지

15~18kg의 아이를 엄마의 골반과 하복부 위에 앉혀서 오르락내리락하는 동작이다. 아이는 비행기를 타는 듯해 좋아하고 엄마에게는 허벅지 뒤쪽과 힙 운동이 되어 좋다. 큰 아이들의 경우 아이에게 발로 바닥을 지지해 달라고 이야기해 주면 편하게 동작을 할 수 있다.

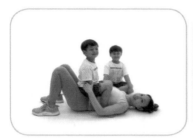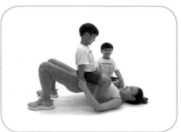

☑ 문을 지나갈 때마다 런지

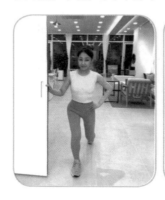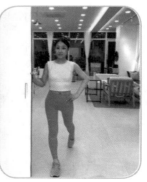

운동이 일상에
스며들게 하세요

매일 15분씩 운동을 하면 사망률이 낮아지고 3년을 더 오래 산다고 한다. 15분이라는 수치에 얽매이지 마라. 5분씩 나눠서 해도 되고 15분을 채우지 못해도 괜찮다. 한다는 것이 중요하다. 이렇게 해서 운동이 될까, 건강해질까, 혹은 이렇게 까지 해야 되나 하는 의문이 들 수도 있다.

이렇게 평생 하지 않을 거니까 괜찮다. 틈새 운동을 통해 점차 운동에 재미를 느끼고 꾸준히 할 수 있는 환경과 체력을 만드는 것이다. 자신의 삶에 운동이 자연스레 스며들게 하는 것이다.

아무리 좋은 루틴과 계획이라도 몇 주 하다가 그만두고 지속하지 않으면 무슨 의미가 있겠는가. 틈새 운동도 운동이다. 틈새 운동을 한다는 것은 운동을 하겠다고 마음을 먹었다는 것이다. 1~2분이라 별거 아니게 느껴질 수 있지만 이 틈새 운동이 나를 변화시킬 것이다.

시간이 없어서 운동을 시작하지 못하는가? 잠깐씩이라도 움직여라. 이렇게 3개월, 6개월, 1년이 되면 그때는 운동을 안 하면 오히려 뭔가 이상한 느낌을 받게 될 것이다.

근력 운동과
유산소 운동의 적절한 비율

체중이 빠질 때 식욕이 더 도는 것은 우리 몸이 현재를 유지하고 싶어 하기 때문이다. 근육이 빠질 때 체지방이 늘어나는 것도 우리 몸이 현 상태를 유지하고 싶어 하기 때문이다. 이는 반대로 말하면 근육이 늘어나야 체지방도 빠진다는 뜻이다. 일종의 정량의 법칙이라고 이해하면 쉽다.

이처럼 체지방과 근육은 서로에게 영향을 주며 움직이는데 많은 분들이 그에 따른 노력은 하지 않고 근육을 유지한 채 체지방을 빼는 방법은 없는지 궁금해한다. 근육 운동과 유산소 운동의 비중을 어떻게 잡아야 하는지도 묻는다. 근육 운동이 너무 힘들고 괴롭기 때문이기도 할 것이고, 운동할 시간이 부족해서 그렇기도 할 것이다.

결론부터 말하면 체중 감량이 목적이라면 유산소 운동이 먼저다. 그 후에 근육 운동을 추가해야 한다. 왜냐하면 모든 운동은 유산소와 근육 운동이 섞여 있기 때문이다. 유산소 운동이라고 100% 유산소성은 아니라는 뜻이다. 비율이 작을 뿐 근육 운동도 된다.

다시 말해 유산소 운동을 한다고 근육 운동을 하지 않는 건 아니라는 뜻이다. 이를테면 유산소 운동의 대표로 알려져 있는 달리기를 보자. 흔히 체중 감량이 목적이라면 헬스클럽에 갔을 때 달리기, 즉 러닝머신을 가장 오래 한다. 그런데 달리기를 할 때도 다리 근육은 자극을 받고 발달한다. 단지 달리기를 하면 유산소 운동이 되는 비율이 크기 때문에 유산소 운동으로 정의하는 것 뿐이다.

때문에 나는 과체중인 경우 우선은 유산소 운동을 많이 할 것을 권한다. 체중 감량이 어느 정도 된 상태에서 유산소 운동 비율을 점차 줄이며 근육 운동의 비율을 늘리는 것이 좋다. 근육이 있으면 칼로리를 더 잘 태워 다이어트를 더 원활하게 하기 때문이다.

이를테면 6일 간 운동을 한다면 4일은 유산소 운동을 하고 나머지 2일은 평소보다 유산소 운동의 시간은 줄이고 근육 운동을 추가하는 것이다. 유산소와 근육 운동을 적절히 섞어 주어야 처진 살 없이 탄탄하게 다이어트가 된다.

유산소와 근육 운동
4대 2의 비율로

나도 식이만 해서 체중을 감량했던 적이 있다. 과거에는 식이가 운동보다 훨씬 쉽게 느껴졌기 때문이다. 그런데 이때 사람들은 나의 체중을 원래 체중보다 더 높게 봤다. 당연한 일이었다. 같은 무게라도 지방이 근육보다 부피가 더 크기 때문이다. 그 후로는 지방 탓이라고 생각해서 유산소 위주로만 운동을 했다. 매일 러닝머신에서 뛰었다. 이때는 체중은 빠졌지만 살이 처지고 몸이 예쁘지 않았다.

그러고 나니 근육 운동을 해도 생각보다 근육이 잘 붙지 않았다. 비교해 보면 유산소 운동과 근육 운동을 병행했을 때보다 2배는 더 노력을 해야 근육이 겨우 생겼다. 물론 여자는 남자에 비해 근육량 늘리기가 어려운 편이다. 아기를 낳을 때를 대비해 지방을 쌓아놓는 것이 생리학적인 특성이기 때문이다. 생존을 위해 저장된 에너지가 남자보다 많다.

평균적으로 35세부터 10년마다 1kg의 근육이 줄어든다는 연구 결과가 있다. 근육이 준 자리에 지방이 채워지면 합병증이 생긴다. 골다공증이 그 예이다. 근육이 감소하면 몸매는 물론이고 뼈가 약해지며 허리 통증과 함께 면역력이 떨어져 질병에도 쉽게 노출된다.

　　나이가 들면 들수록 적절한 근육 운동은 꼭 필요하다. 다이어트를 해야 한다는 생각에 너무 유산소 운동에만 집중하지 말고 근력 운동도 꼭 병행해야 한다. 매트 위에서도 근육 운동은 충분히 할 수 있음을 기억하자.

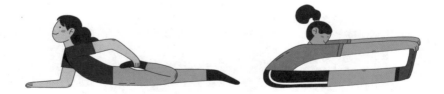

운동은 해도 식이는 어렵다면

운동은 굉장히 열심히 하는데 먹는 게 귀찮아서 간단히 먹다가 결국 폭식을 하게 된다는 분이 있었다. 운동은 관리의 일부라고 생각하지만 먹는 건 비중을 크게 두고 있지 않다고 했다.

매트를 깔고 운동 후에 씻는 것까지가 운동인 것처럼 먹는 것도 먹기 위해 장을 보고 차리고 먹는 것까지가 식이다. 그래서 귀찮다고 생각될 수 있다. 또 아이들 챙기기도 바쁜데 내 식단까지 신경 쓰기가 너무 벅차고 어렵다고 하소연하는 분도 있다.

아이를 챙기다 내가 먹을 시간을 훌쩍 넘겨 버리기 일쑤고 배고픈 것도 잊었다가 숨 돌릴 틈이 생겼을 때 허기가 몰려 와서 눈에 보이는 아무것이나 먹었던 경험, 많이 있을 것이다. 내 음식을 먼저 챙기거나 전날 준비해 놓을 에너지도 없다. 나도 그랬다. 그렇다면 이때는 마음 편히 하나의 습관만 잡아 놓는 시기라고 여기고 운동에 집중하는 게 좋다. 그 후 어느 정도 상황과 시간이 마련되면 식이까지 병행하는 것이다. 잘 먹는 것도 우리가 할 일이기에 절대 빼놓을 수 없기 때문이다.

막연한 거부감을 넘어

이처럼 물리적인 시간 부족이 아니라면 나머지는 나의 의지력으로 다잡아야 한다. 귀찮아서 운동을 하기 힘들다고 하면 동기부여가 될 만한 목표를 찾도록 도와줄 수 있다. 하지만 식이가 귀찮다고 하면 아쉽지만 특별하고 명쾌한 답이 없다. 마인드셋과 기본적인 준비는 온전히 자신의 것이기 때문이다.

일반적으로 식이는 영양 구성에 맞춰서 그리고 시간에 맞춰서 먹어야 한다. 식사 간의 시간은 4~5시간이 적절하다. 나는 7시, 11시, 3시 반, 7시 이렇게 시간을 정해 놓고 먹는다. 각 시간마다 30분 정도 앞으로 당겨지거나 밀리기도 하지만 되도록이면 정해 놓은 시간에서 너무 벗어나지 않도록 한다.

3시 반에 먹는 3번째 식이는 끼니를 챙기는 것이 아니라 간식 개념이다. 이때 오이 한 개와 병아리콩 한 줌이나 당근 반 개와 데친 새우 3~4개 등으로 단백질과 야채를 먹는다. 각 음식들의 영양 성분을 알아 놓으면 식이에 대한 막연한 거부감이 줄어들고 식이를 준비하는 과정도 훨씬 덜 번거롭게 느껴질 것이다.

 식이를 위해 알아 둬야 할 영양 성분표

탄수화물	고구마, 단호박, 현미밥, 통밀빵, 오트밀, 감자, 사과, 바나나
단백질	병아리콩, 계란, 새우, 닭가슴살, 두부, 소고기, 삶은 오징어, 흰살 생선
지방	아보카도 오일, 올리브 오일, 땅콩, 호두, 버터, 들기름, 등 푸른 생선
칼슘	우유, 치즈, 요거트
비타민과 무기질	방울토마토(토마토), 자몽, 파프리카, 당근, 오이, 브로콜리, 양상추, 양배추

몰라서 잘못했던 식이 바로잡기

_견과류, 스무디, 주스, 지방 그리고 단백질에 대해

견과류에 관한 진실

식이는 제대로 된 정보를 몰라서 잘못된 방법으로 하고 있는 경우가 많다. 나도 그저 다이어트에 좋다는 말만 듣고 먹다 보니 실패를 여러 번 했다. 열심히 운동하고 식이를 했는데 잘못된 방법이었다니 참 힘이 빠지는 일이다. 이번에는 식이에 관한 잘못된 정보를 바로잡고 진실을 말하고자 한다.

나는 견과류를 매우 좋아해서 한번 손을 대면 작은 봉지 하나 정도인 100g을 다 먹을 때가 있다. 하지만 견과류는 생각보다 칼로리가 높다. 10g을 기준으로 아몬드는 59kcal, 땅콩은 56kcal, 캐슈너트는 56kcal, 피스타치오는 58kcal, 호두는 65kcal다. 아몬드 10g은 대략 7~8알 정도이고 밥 한 공기가 300kcal 정도이니 견과류는 양에 비해 꽤나 많은 칼로리를 가지고 있다. 견과류는 종류에 따라 다르지만 아몬드로 봤을 때 하루 20~25알이 적정량이다. 견과류는 항산화 성분, 콜레스테롤과 당뇨에 도움이 되는 등 장점이 많기 때문에 적당한 양으로 조절해서 섭취하는 것이 좋다.

스무디와 주스에 관한 진실

시중에서 사 먹는 스무디와 주스에는 당분이 굉장히 많이 들어 있다. 당분은 혈당을 빠르게 올리고 올라간 혈당을 낮추기 위해 인슐린 분비를 자극해서 다시 당을 빠르게 떨어뜨리게 한다. 이런 과정에서 금방 허기가 진다고 느끼는 것이다.

집에서 직접 만들어 먹는 스무디나 주스는 시중에서 구매하는 것보다는 낫다. 하지만 사과 1개, 바나나 1개, 딸기 5알을 넣고 스무디를 만들어 먹는다면 통째로 먹는 것보다 양은 줄어들고 씹을 것이 없기 때문에 소화가 빠르게 된다. 그래서 하루에 너무 많은 양을 스무디나 주스로 먹는 것은 삼가는 게 좋다.

이와 비슷한 종류로 미숫가루도 있다. 모든 음식은 원래 그 상태로 먹는 게 가장 좋다. 미숫가루는 양에 비해 칼로리도 높고 제품에 따라 당 첨가가 되어 있을 뿐만 아니라 탄수화물 비율이 높은 것들이 있기 때문에 영양 성분표를 꼭 체크해야 한다. 2끼 이상을 미숫가루 혹은 주스류로 대체하는 것은 좋지 않다.

지방에 관한 진실

우리는 다이어트를 위해 '지방'을 빼야 한다. 그래서 지방은 나쁜 것이고 먹으면 안 된다고 생각하는 분들이 많다. 지방은 뇌와 신경 세포를 구성하는 주요 성분이며 신체의 성장과 생리적 기능을 유지하는 데 꼭 필요한 역할을 한다. 지방은 1g에 9kcal나 에너지를 낸다. 지방은 포화지방과 불포화지방으로 나눌 수 있는데 포화지방은 동물성 지방으로 좋지 않은 지방이다.

우리가 먹어야 할 지방은 불포화지방으로 대부분 식물성 지방이며 몸에 좋은 영향을 준다. 견과류도 불포화지방에 속한다. 또

한 올리브 오일, 아보카도, 등 푸른 생선, 버터, 들기름 등이 있다. 단백질, 탄수화물, 지방 모두 우리 몸의 3대 영양소로 꼭 필요하기 때문에 적정량을 섭취해야 한다. 지방이라고 해서 모두 피하는 게 아니라 적당한 양으로 똑똑하게 먹어야 하는 것이다.

단백질에 관한 진실

단백질은 근육 형성에 매우 큰 기여를 해서 운동을 하면 꼭 먹어야 한다고 흔히 알고 있다. 그뿐만 아니라 단백질은 성장과 면역력에 도움을 주고 체내 조직을 구성하는 필수 영양소다. 다이어트를 하는 사람이 아니어도 꼭 섭취해야 하는 영양소인 것이다.

단백질은 꼭 닭가슴살로 섭취하지 않아도 된다. 소고기, 돼지고기, 계란, 생선류 등에도 들어 있다. 기름기가 적은 연어도 좋다. 단백질은 100g 섭취 시 18~24g 정도만 흡수가 된다. 단백질의 일일 권장량은 자신의 체중에 0.8을 곱하면 알 수 있다. 운동을 해서 몸을 만드는 경우 체중의 1.2까지 곱해 나오는 양을 섭취해도 된다.

단백질은 필요 이상으로 먹으면 몸 밖으로 배출이 된다. 즉,

한 끼에 우리 몸이 흡수할 수 있는 양이 정해져 있기 때문에 욕심내서 많이 먹어도 소용이 없는 것이다. 본인에게 필요한 만큼만 섭취하는 것이 가장 좋다.

조리법을 제한하지 말 것

다이어트 식이는 절대 고통스러운 것이 아니다. 약간의 정보만 있다면 조리법을 바꿔 가며 충분히 즐거운 식이를 할 수 있다. 조리법까지 지나치게 제한할 때 식이에 질리게 된다.

예를 들어 볼까? 다이어트식이라고 하면 많이 떠올리는 것으로 고구마가 있다. 고구마를 찐 것과 에어프라이어에 돌린 것 중 어떤 게 더 맛있을까? 에어프라이어에 돌린 것이 더 달고 맛있다. 그 말은 칼로리도 더 높다는 뜻이다. 야채를 찐 것과 오일에 볶은 것은 어떤 게 더 맛있을까? 오일에 볶은 것이 더 맛있고 칼로리가 높다. 하지만 칼로리가 높다고 조리법까지 제한하면 먹을 수 있는 것이 크게 줄어든다.

칼로리의 차이는 크지 않으니 식감과 맛의 차이를 즐기며 다양한 방법으로 맛있게 먹는 것을 권한다. 두부를 먹는다면 뜨거운 물에 데쳐서 간장과 참기름을 뿌려서 먹을 수도 있고, 좋은 들기름에 구워 먹을 수도 있다. 또 계란 스크램블을 할 때 같이 넣어 으깨 먹을 수도 있다.

브로콜리나 토마토를 생으로 먹거나 데쳐 먹어도 되지만 버섯이나 각종 야채를 넣고 오일에 볶아 먹어도 된다. 나는 가끔 자극적인 것이 먹고 싶을 때 야채와 송송 썬 고추를 아보카도 오일에 볶아 먹는다. 파와 양파를 먼저 썰어서 오일과 함께 볶아 준 후 계란 스크램블을 해 먹어도 식욕이 많이 충족된다.

다이어트 요리책에 나오는 손이 많이 가는 요리가 아니어도 괜찮다. 조리법만 살짝 바꿔도 맛있게 먹을 수 있다. 나는 요리 솜씨가 없어서 다이어트 요리책을 사도 생각보다 실제로 해 먹을 수 있는 요리가 몇 가지 없었다. 요리를 못해도 쉽게 할 수 있는 다이어트 식이 몇 가지를 더 소개한다.

요리 똥손도 쉽게 하는 다이어트식 조리법

1. No 밀가루, 양배추 계란전

양배추, 양파, 당근 등을 잘게 썰어 주고 계란 1~2개 정도를 넣고 함께 섞어 준다. 그후 달궈진 팬에 올려 전을 부치듯이 한다. 매우 간단하지만 너무나도 맛있는 다이어트식이다.

2. 고구마 with 견과류

아몬드, 호두 등을 잘게 부수어 삶은 고구마를 으깨 주고 함께 섞는다. 건강한 탄수화물과 좋은 지방을 한 번에 섭취할 수 있다.

3. 야채말이

라이스페이퍼에 각종 야채들과 닭가슴살을 넣고 말아 준다. 닭가슴살은 약간의 소금간을 해서 삶아 준비하고 각종 야채들도 삶거나 생으로 준비한다. 특히 깻잎을 준비해 함께 넣어 먹으면 향이 풍부해 별미가 된다.

4. 두부 유부초밥

만드는 방법은 일반 유부초밥과 같지만 밥 대신 으깬 두부를 넣는다. 두부는 뜨거운 물에 데친 뒤 면보에 꼭 짜 주어야 유부초밥의 모양이 잘 잡힌다.

탄수화물을 두려워하지 마라

　다이어트를 할 때 탄수화물을 적으로 생각하는데 사실 그렇지 않다. 3대 영양소 중의 하나인 탄수화물은 우리 몸에서 생명을 유지하고 활동하는 데 중요한 에너지원 역할을 한다. 탄수화물 섭취량을 무조건적으로 제한하면 충분한 열량을 공급받지 못해 기운이 없어지고, 나중에는 그동안 못 받은 에너지를 보충하려고 해 요요가 쉽게 올 수 있다. 그럼 탄수화물을 얼마나 어떻게 먹어야 하는 것일까?

　탄수화물은 단순 당질과 복합 당질로 나뉜다. 단순 당질은 당의 화학적 구조가 비교적 단순해 체내에서 분해가 빠르고 혈액으로 빠르게 흡수되어 혈당을 급격히 올린다. 떡, 빵, 파스타, 백미, 시리

얼, 주스, 사탕, 국수, 라면과 같은 음식이다.

　　단순 당질과 달리 단맛이 없는 복합 당질은 전분과 식이섬유소를 포함한다. 전분은 체내 소화효소에 의해 포도당으로 분해되어 흡수되기 때문에 혈당을 천천히 올린다. 게다가 식이섬유소는 식후 포만감뿐만 아니라 다른 음식물의 소화 흡수 속도를 늦추는 역할을 한다.

　　건강한 탄수화물인 복합 탄수화물을 먹어야 한다. 정제되지 않은 통곡물인 현미, 통밀, 보리, 귀리, 콩을 밥에 넣어 먹어 보라. 감자, 고구마, 과일(바나나 등)을 먹어도 좋다. 단순 탄수화물이라고 무조건 참기는 힘들다. 통곡물로 된 시리얼이나 파스타, 현미 영양떡, 통밀 식빵 등으로 대체해 보라.

탄수화물에
마음의 평화가 있나니

　　다이어트를 위해 칼로리를 줄인다 해도 하루 100g 이상의 탄수화물의 섭취는 필요하다. 이때 탄수화물 100g은 고구마 100g이 아니다. 고구마 100g에는 탄수화물 30g이, 감자 100g에는 탄수화물 17g, 단호박 100g에는 탄수화물 18g이 들어 있다. 같은 탄수화물이라도 각각의 탄수화물의 양은 다르다는 것을 알 수 있다.

체중과 활동량에 따라 섭취해야 하는 탄수화물의 양도 다르다. 하지만 탄수화물의 양을 매번 철저하게 계산해 먹을 필요는 없다. 그럴수록 다이어트에 지치기 때문이다.

일반적으로 탄수화물을 너무 많이 먹거나 너무 적게 먹어서 다이어트에 실패하는 경우를 종종 본다. 집착하지 않는 선에서 나에게 적당한 탄수화물 양을 찾아야 한다. 탄수화물 섭취를 두려워하지 마라.

과거 나는 탄수화물과 지방이 체중을 증가시킨다고 단순하게 생각하고 탄수화물을 며칠간 끊기도 했었다. 물론 그 후에 과자부터 시작해 탄수화물을 폭식하는 것으로 끝이 났다. 그때부터 탄수화물에 대한 극도의 거부감이 생겼고 거부감을 극복하기까지 오랜 시간이 걸렸다. 탄수화물에 대한 거부감은 폭식과 요요를 오게 한 원인 중 하나였다. 적당한 양의 탄수화물을 두려워하지 마라. 탄수화물은 우리에게 정신적 평화를 주고 하루를 살아가게 하는 에너지원을 만들어 준다.

단백질에 대한 오해

3대 영양소 중 하나인 단백질은 몸의 근육과 장기, 머리카락 등을 만들고 있는 영양소로 우리 몸의 조직을 구성하는 매우 중요한 영양소다. 단백질은 약 20종류의 아미노산으로 구성되어 있다. 아미노산은 체내에서 합성되지 않아 음식으로 섭취해야 하는 필수 아미노산과 체내에서 합성되어 별도의 음식물 섭취가 필요 없는 불필수 아미노산으로 나뉜다.

필수 아미노산은 육류, 생선, 유제품, 계란 등 동물성 단백질 식품과 콩류 등 식물성 단백질 식품에서 얻을 수 있다.

동물성 단백질은 아미노산이 풍부하고 흡수율이 좋아서 90% 이상 체내에서 활용 가능하다. 반면 콜레스테롤이 많다. 식물성 단백질은 칼로리가 적고 사포닌, 비타민과 미네랄, 식이섬유가 풍부하다. 대신 아미노산이 적고 동물성 단백질에 비해 체내 흡수율이 떨어져 70% 정도만 활용 가능하다.

과다 섭취된
동물성 단백질은 몸에 쌓여

동물성 단백질은 인체의 단백질과 유사해 근육을 키울 때 도움이 된다. 하지만 식물성 단백질에는 동물성 단백질에 없는 아미노산을 포함하고 있어 동물성 단백질과 식물성 단백질을 골고루 섭취하는 것이 좋다.

좋은 단백질을 과다 섭취해도 문제가 된다. 체내에서 쓰고 남은 모든 에너지원은 지방으로 저장되는데, 몸속에 남은 단백질을 분해하기 위해 간이 무리를 하기 때문이다. 동시에 몸에 쌓인 독소를 처리해야 해서 신장도 부담을 받는다. 이로 인해 고지혈증, 동맥경화, 심장 질환 위험이 높아지고 복통, 두통, 무기력감을 경험하기도 한다.

특히 식물성 단백질은 과다 섭취해도 대사과정을 통해 배출되지만 동물성 단백질은 모두 흡수되어 문제가 된다. 장에 가스가 자주 차고, 방귀 냄새가 심하고, 대변의 악취가 심각한 경우 동물성 단백질을 과다 섭취하지 않았는지 체크해 봐야 한다.

또 단백질 보충제보다 음식으로 섭취하길 권한다. 탄수화물과 마찬가지로 단백질 역시 체중에 따라 섭취량이 달라진다. 일반적으로 자신의 체중에 0.8을 곱해 계산하는데, 양에 너무 얽매이기보다 기준량을 알아 둔 후 너무 적지도 너무 과하지도 않게 섭취하려고 노력해 보는 것을 추천한다.

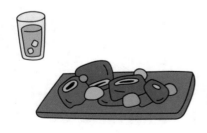

할머니가 되어도 할 수 있는
건강한 식이와 운동

건강한 식이와 운동은 무엇일까? 나는 화이트 푸드(밀가루, 설탕, 소금)와 인스턴트 음식을 먹지 않고 샐러드와 채소 등을 먹으며 1시간 땀 흘리며 운동하는 것이라고 생각했다. 수많은 실패를 반복하고는 생각이 달라졌다.

건강한 식이는 말 그대로 내 몸을 건강하게 만들어 주는 식이 습관이다. 인스턴트 음식과 화이트 푸드를 완전히 끊을 수는 없다. 적당히 조절하며 먹고 필요한 영양소를 적절히 섭취하는 것이 건강한 식이다. 반짝 하고 마는 다이어트 식이는 오래 지속할 수 없다.

운동도 마찬가지다. 신체 모든 부위를 기능적으로 불편한 곳이 없도록 움직여 주면 그게 운동이다. 1시간이라는 시간 혹은 꼭 땀이 나야만 한다고 정할 필요가 없는 것이다.

할머니가 되어도 지속 가능한 건강한 식이를 소개하고자 한다. 다른 보조제를 먹지 않고 순수하게 음식으로만 구성한 식단이다.

• 하루 4~5끼 먹기

본 식사는 아침, 점심, 저녁이고 나머지 1~2끼는 간식의 개념이다. 식간마다 간식을 먹으면 5끼가 되고 점심과 저녁 사이 4시쯤에 한 번 간식을 먹으면 4끼가 된다. 식사의 간격은 비슷할수록 좋다. 간식은 바나나, 닭가슴살, 방울토마토, 우유, 두유 등을 추천한다.

• 밀가루, 설탕 끊기

흔히 말하는 화이트 푸드를 끊는 방법이다. 밀가루나 설탕은 끊어도 괜찮지만 나트륨은 우리 몸에 꼭 필요한 영양소이므로 끊어서는 안 된다. 지나치게 짜게 먹고 있다면 서서히 줄이는 것이 좋다.

• 점심만 일반식으로 먹기

아침과 저녁은 다이어트식으로 먹고 점심은 일반식으로 먹는 방법이다. 점심은 먹고 싶은 음식에 제한이 없다. 대신 아침과 저녁은 방울토마토 같은 야채에 고구마, 바나나, 계란, 두부, 닭가슴살 중 하나를 곁들여 먹는다.

이 중 나에게 맞는 식이는 해 봐야 알 수 있다. 처음에 나는 하루 4끼를 먹으려니 섭취량이 더 증가하고 몸이 무거웠다. 끼니를 늘리면 대신 한 끼 섭취량은 줄어야 하는데 조절이 어려웠고, 밀가루나 설탕 끊기는 하기 쉬웠지만 꼭 폭식이 뒤따라왔다. 지속할 수 없는 방법이었고 나에게는 점심만 일반식으로 먹는 방법이 가장 잘 맞았다. 하지만 지금은 하루 4끼를 꼭 챙겨 먹고 있다. 이렇게 자신의 환경과 현재 몸 상태에 따라 나에게 맞는 방법이 달라지기도 한다. 여러 가지 방법을 해 보면서 자신에게 맞는 방법을 찾길 바란다.

운동은 아주 초보자라면 주 3회 15분씩 스트레칭 하는 습관을 들여 보라. 꼭 스트레칭이 아니어도 종류에 상관없이 자신이 좋아하는 운동을 10~15분을 꾸준히 해 보라. 매일 할 필요도 없다. 횟수는 자신의 체력에 따라 결정하면 된다.

여기에 적응이 되면 횟수를 늘리고 시간도 늘리는 것이다. 좋아하는 운동을 하다 보면 어느 순간 다른 운동도 궁금해지고, 조금이라도 접해 보면 다른 운동의 재미도 알게 될 가능성이 높다. 식이와 운동은 계획을 세웠다면 최소 일주일에서 열흘은 꼭 지켜보는 것이 좋다.

다이어트 기간을 정하는 방법

다이어트를 지속하면 몸은 지치게 되어 있다. 언제까지 가족들과 마음 편하게 외식도 못하고 가끔 즐기는 야식도 금지할 수는 없다. 먹는다는 것은 정말로 큰 기쁨이다.

중고등학생 때를 떠올려 보면 이해가 쉽다. 늘 시험 전날처럼 공부를 했는가? 학생이니까 공부는 계속하고 있지만 시험기간이 아니라면 친구와 놀기도 하고 TV도 봤다. 매일 시험 전날처럼 공부한다면 얼마나 지치고 힘들까?

다이어트도 마찬가지다. 우선 '프리(pre) 다이어트 기간'을 정하라. 다이어트에 집중할 수 있는 환경과 컨디션을 만드는 기간이다. 여러 가지 운동도 해 보고 식이도 이것저것 시도해 보며 나에게 맞는 것을 찾는 기간이다. 가끔 외식도 하고 야식을 먹을 때도 있지만 폭식은 하지 않고 운동은 꾸준히 해야 한다.

프리 다이어트 기간은 아직 다이어트가 익숙지 않거나, 아이가 너무 어려서 예상치 못한 상황이 자주 발생하는 사람에게 필요하다. 그렇게 프리 다이어트 기간을 보내며 자신이 다이어트에 집중할 수 있는 시기를 기다려야 한다. 그리고 때가 되면 꼭 성공하겠다는 의지로 다이어트에 돌입하는 것이다. 다이어트 기간을 정하는 방법은 두 가지가 있다.

기간을 정하는 법

6개월 동안 다이어트를 하겠다고 기간을 정하는 것이다. 정한 기간 동안에는 무엇보다도 건강한 다이어트를 하는 데 온 힘을 기울여야 한다. 단 3개월 이상으로 기간을 정하라. 기간을 너무 짧게 잡으면 목표 달성을 위해 식이와 운동에 과도하게 집착하게 된다. 반대로 기간을 너무 길게 잡으면 식이를 유지하기가 힘들어 과도한 치팅 데이를 갖게 된다.

다이어트 도중에 칼로리가 높은 음식이나 자신이 먹고 싶은 음식을 마음껏 먹는 치팅이 잘못된 것은 아니다. 그렇게 먹어도 그다음 날 예상보다 체중은 많이 증가하지 않는다. 문제는 체중계의 그 숫자를 보고 안도감에 그다음 날도 치킨을 먹고 또 그다음 날도 마음껏 먹는 것이다. 습관이 무너지지 않을 정도로 기간을 잡아 보라.

체중을 정하는 법

현재 61kg이라면 55kg이 될 때까지 다이어트를 하겠다고 정하는 방법이다. 체중이 많이 나가면 목표 체중을 정하는 것이 동기부여가 제대로 된다. 하지만 목표 체중에 도달하는 시기가 늦어지면 다이어트 기간이 그만큼 길어지기 때문에 중도 포기할 가능성이 올라가니 자신의 체중과 상황에 맞춰 적절한 목표를 잡는 게 중요하다. 전문가에게 상담을 해도 좋다.

과체중일 경우에는 목표 체중을 쪼개서 다이어트 기간을 정하는 것이 좋다. 우선 5kg 감량이 될 때까지 다이어트를 하고 목표 체중에 도달하면 6개월 정도 유지기를 갖는 것이다. 그 후 또 다시

5kg 감량이라는 목표로 다이어트를 하는 것이다.

유지기간에는 다이어트 식단과 운동을 기본으로 하지만 느슨하게 계획을 짜서 다이어트에 대한 스트레스가 최대한 없도록 하는 게 중요하다. 이렇게 하면 시간은 걸리지만 요요는 거의 없다.

어떤 방법이든 좋다. 내가 잘할 수 있는 방법을 선택하면 된다. 다이어트가 끝나면 모든 것이 끝나는 게 아니라 그 몸을 건강하게 평생 유지하는 것이 우리의 목표임을 잊지 마라. 50kg 혹은 45kg이 우리의 종착지가 아니라는 것을.

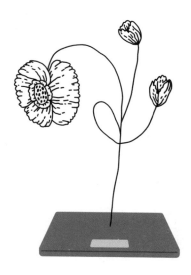

살이 잘 안 빠지는 체질?

남자는 여자보다 다이어트를 쉽게 하는 것 같다는 말을 종종 듣는다. 여러분도 이렇게 생각해 본 적이 있는가? 남자가 체지방의 양이 적기도 하지만 가장 큰 이유는 여성에 비해 남성의 다이어트 시도 횟수가 적기 때문이다. 여자는 잘못된 다이어트로 인한 폭식과 절식으로 살이 잘 빠지지 않는 체질로 변한 경우가 많다.

나도 몇 년 동안 다이어트를 하고 나니 갑자기 예전만큼 체중이 쉽게 줄지 않는 느낌을 받았다. 1kg 아니 0.5kg을 빼는 것도 너무나 어려웠다. 단순히 다이어트 정체기가 왔다고 생각했고 정체기는 무조건 하던 대로 묵묵히 하다 보면 어느 순간 다시 체중이 움직일 거라고 생각했기 때문에 그냥 버티기만 했다. 그러다 체중을 줄이기 힘들어 보조제에 손을 댔다. 몸의 메커니즘을 몰랐기 때문이었다.

몸은 현재 상태를 유지하기 위해 있는 힘껏 노력을 한다. 변화가 일어난다면 모든 호르몬과 신경을 총동원해서 막으려고 한다. 이런 항상성 때문에 체온이나 혈당, 혈류량 등이 일정하게 유지되는 것이다.

체중도 마찬가지다. 항상 일정한 체중으로 유지하려는 항상성 때문에 체중 감량이 매우 힘들다. 반대로 '2kg은 쪄 있겠다'라고 생각할 정도로 많이 먹은 다음 날 그 정도로 체중이 늘지 않는 경험을 한 것도 체중의 항상성 때문인 것이다.

체중 항상성을 이기는
규칙적인 습관

다이어트를 한다고 계획한 날부터 원래 자신이 먹던 음식량을 반으로 줄여서 먹을 때가 있다. 이런 행동이 항상성 기전의 신호등을 켜는 일이다. 갑자기 음식량이 줄면 몸은 위기 발령을 내린다.

음식이 들어오지 않는 위기상황이니 보유하고 있는 것들을 더 단단히 해서 보호하자며 방어 체제를 만드는 것이다.

야식을 먹은 다음 날 관리를 위해 절식한다면 오히려 몸에 위기상황 경보를 울리고 에너지를 더 축적하라고 말하는 것과 같다. 결국 폭식과 절식이 반복될수록 살이 잘 빠지지 않는 체질이 된다.

체중 항상성을 어떻게 이길 수 있을까? 내 몸이 항상성이 깨진 위기상황이라 느끼지 않도록 해야 한다. 다시 말해 급격한 다이어트는 위기상황을 만들기 때문에 천천히 가랑비에 옷 젖듯이 내 몸을 다이어트에 적응시켜야 한다.

원래보다 적게 먹었을 때 너무나 배가 고픈 것도 나의 의지력이 약해서가 아니라 몸의 신호인 것이다. 몸의 신호등이 켜지는 기준을 바꿔야 한다. 평균보다 많이 먹는 사람은 항상성 유지를 위해 들어와야 하는 음식량의 기준이 높고 적게 먹는 사람은 기준이 낮다. 적게 먹어도 항상성 신호등이 켜지지 않도록 기준을 낮춰야 다이어트에 성공할 가능성이 높아진다.

정체기는 몸이 현재의 상태에 적응해 변화를 멈춘 상황을 말한다. 나는 반복되는 다이어트로 몸의 방어력이 최고조였기 때문에 항상성의 기준을 변화시키는 것이 무척 어려웠다.

자연스럽게 조금씩 식사량을 줄이고 정해진 시간에 규칙적으로 식사를 해야 한다. 제때 음식이 들어가는 것이 반복되면 몸은 에너지를 축적해야 한다는 긴장의 끈을 놓기 때문이다. 즉 내가 먹을 수 있는 음식량의 범위는 나의 반복적인 식사습관으로만 만들 수 있다. 식사량을 줄이기만 한다면 몸은 조금만 더 먹어도 쉽게 체중이 증가하는 체질로 변하게 될 것이다.

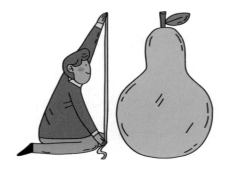

정체기를 극복하는 법

체중이 빠지기 시작하면 다이어트가 너무 재미있다. 나도 매일 아침 0.1g이라도 체중이 줄어드는 것을 보니 신기했다. 다이어트를 이어가게 하는 힘이 되기도 했다. 그런데 체중계의 바늘이 움직이지 않자 그 즐거움은 괴로움으로 바뀌었다.

어느 여름날이었다. 유난히 더웠던 아침, 일어나자마자 물도 마시지 않고 소변을 본 후 실오라기 하나 걸치지 않고 체중계에 올라갔다. 웬일인지 체중이 그대로였다. 전날 더 먹거나 운동을 하지 않은 것도 아닌데 체중이 줄지 않다니 뭐가 문제인지 생각하고 마인드 컨트롤을 하기 시작했다.

그런데 다음 날도 체중이 똑같았다. 그렇게 일주일 이상 체중

변동이 없자 운동과 식이가 하기 싫어졌다. 운동도 설렁설렁하고 식단도 이전처럼 챙겨 먹지 않았다. 당연한 수순으로 체중은 늘었고 누구를 향한 배신감인지 모를 배신감이 몰려와 다이어트를 중단하고 말았다. 나의 다이어트는 항상 이런 식이었다. 다이어트 후 폭식, 체중 증가 후 다시 다이어트를 반복했다. 그땐 그게 정체기인지도 몰랐다.

정체기란 다이어트 시작 후 체중이 줄어들다가 어느 시점에서 변화가 멈추는 것을 말한다. 보통 자신의 체중에서 10%를 감량한 이후부터 정체기가 찾아온다. 정체기가 오면 체중도 외관상 몸의 변화도 느껴지지 않기 때문에 재미가 없고 지쳐서 극복하기가 쉽지 않다. 빠르면 1~3개월 안에 정체기가 끝나기도 하지만 1년가량 가는 경우도 있다.

쉬고 운동을 바꾸고
눈바디를 하고

정체기가 왔다고 판단되면 항상성의 개념에서 몸을 바라봐야 한다. 다이어트를 하면서 몸을 너무 혹사시키지는 않았는지, 몸의 방어력을 높이는 식이를 하지 않았는지 등을 체크해 봐야 한다. 한편 쉬는 것도 관리임을 기억해야 한다. 잘 자고 잘 먹고 잘 쉬어야 체중도 잘 빠지는 것이다. 엄마는 쉬고 싶어도 마음대로 쉴 수 없는 존재이다. 그런데 다이어트까지 하니 얼마나 대단한 일인가.

나도 정체기가 왔다고 판단되면 2~3일은 쉬었다. 아이들이 자면 꼭 해야 할 일이 아니라면 최대한 바로 침대에 누웠다. 운동도 쉬었다. 잠을 자지 않아도 누워서 책이나 TV를 봤다. 그렇게 쉬어 주자 또 체중이 움직이기 시작했다.

운동의 종류를 바꿔 주는 것도 좋은 방법이다. 자신이 선호하는 운동 종류가 아닌 다른 운동을 해 보는 것이다. 익숙한 근육만 쓰는 것에서 벗어나 쓰지 않던 근육을 쓰면서 흥미를 찾아보는 것이다. 정체기에는 지루함을 느끼기 쉽기 때문에 운동에 흥미를 떨어뜨리지 않는 것이 중요하다.

나도 정체기가 왔을 때 재미있게 운동해 보고 싶은 마음에 줌바 수업에 들어간 적이 있다. 리듬의 '리'자도 몰랐지만 주위 사람 눈치 보지 않고 신나게 움직이고 나니 스트레스가 풀리고 요가와는 또 다른 즐거움을 느꼈다.

정체기를 극복하는 또 다른 방법은 체중이 아닌 눈바디로 점검하는 것이다. 정체기에 체중계의 숫자에 집착하면 벗어나기가 쉽지 않다. 체중계의 숫자가 아닌 눈바디로 점검해 보라. 어디든 분명히 변하고 있는데 그 변화가 체중으로 느껴지지 않을 수 있기 때문이다.

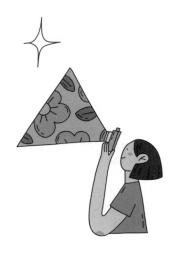

딱 3일만
식이 점검해 봅시다

　며칠 동안 물만 먹거나 극소량의 음식만 먹는 디톡스 프로그램은 당시에는 살이 빠지지만 끝나면 다시 되돌아오거나 체중이 증가하고 여차하면 건강까지 안 좋아진다.

　그럼에도 3일간의 클렌징 데이를 하는 이유는 나쁜 음식들로부터 내 몸을 쉬게 해 주기 위해서다. 클렌징 데이는 자신의 식이 단계를 파악한 후 진행해야 한다. 지금 3끼 모두 일반식을 하고 있다면 1단계나 2단계의 클렌징 데이 식단을 따라 하면 된다. 클렌징 데이 식단은 자신의 식이 단계보다 1~2단계를 올려서 따라 하라.

　여기서 주의해야 할 것은 단계에 따라 식단 없이 일반식을 하는 경우에도 양은 조절해야 한다는 것이다.

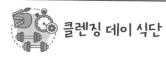 클렌징 데이 식단

1단계	- 간식, 야식 금지
2단계	- 간식, 야식 금지 - 탄수화물과 당류 줄이기(최소 350g 이상 탄수화물 섭취)
3단계	- 간식, 야식 금지 - 탄수화물과 당류 줄이기 - 저녁: 단백질, 야채, 탄수화물로 구성
4단계	- 간식, 야식 금지 - 탄수화물과 당류 줄이기 - 아침: 단백질, 야채, 탄수화물, 과일로 구성 - 저녁: 단백질, 야채, 탄수화물로 구성

떡볶이도 좋고 치킨도 좋지만 양을 줄여서 먹어야 한다. 견과류와 지방(요거트류)도 먹을 수 있지만 양이 너무 많지 않도록 주의해야 한다. 일주일 혹은 다이어트 내내 이렇게 먹는다면 이 식단을 유지하기 힘들 것이다. 하지만 3일 동안만 하게 되면 가능하다. 3일 동안 못해 봤던 밀가루를 한 끼만이라도 끊어 보고 야채를 더 많이 섭취해 보는 등 좋은 식습관을 만들면 자신의 식이를 어떻게 구성해야 하는지 스스로 판단이 될 것이다.

처음엔 꾸역꾸역해도
나중엔 루틴으로

나는 요즘 거의 하루도 빼지 않고 운동을 하고 있다. 종종 하루 이틀 빠질 때도 있지만 운동하지 않는 날은 한 달에 7일도 되지 않는다.

처음에는 꾸역꾸역 일어나서 매트를 깔고 억지로 운동을 했다. 심지어 매트를 깔기 전에도 운동을 할까 말까 수십 번 고민을 했다. 주 3회 운동하기로 다짐하고도 계속 미루다 금, 토, 일 3일을 연달아 운동한 적도 많다. 가끔 이런 내가 한심해 보이기도 했다. 하지만 주 3일을 채우다 보니 주 4일로 하루를 늘릴 수 있었고, 결국 하루도 빠지지 않고 운동하는 나를 만들었다.

말이야 쉽지, 사실 이런 변화는 물 흐르듯이 자연스럽지 않았다. 매일매일 도망가고 싶은 마음과 싸워야 했고 어떤 날은 스스로가 너무 딱해 보여 불쌍하기도 했다. 2일에서 3일로 운동 일수를 늘리는데 1년 정도 걸렸다. 3일에서 4일로 늘리기는 6개월 정도 걸렸다. 3일에서 4일로 늘릴 때는 나 자신과 싸움을 하는 횟수가 줄어들고 매트를 펴기 직전까지의 고뇌도 줄었다. 너무 신기한 변화였다.

수많은 다이어트를 하며 이 놈의 다이어트를 빨리 끝내고 다시는 하고 싶지 않다고만 매번 생각했는데 목표한 체중에 도달해도 다이어트는 절대 끝나지 않았다.

다이어트를 흔히 체중 감량의 의미로 바라보지만 사실 그 속에는 전반적인 건강이라는 개념이 기본으로 깔려 있기 때문이다. 체중 감량이라는 목표는 몇 달 만에 도달할 수 있지만 그 체중과 건강을 유지하게 위해서는 계속 노력해야 한다.

1년만 투자하면
알아서 굴러가는 습관

적어도 목표 체중에 도달하면 6개월 이상은 지금 상태를 유지하기 위해 또 다른 노력이 필요하다. 귀찮고 힘들다고 느껴지는가? 그럼 이렇게 질문해 보라. 다시 폭식하고 자신을 컨트롤 하지 못하는 과거로 돌아가고 싶은가?

내가 원하는 몸과 마음을 위해서 해야 할 노력이라면 힘들고 귀찮은 것으로 받아들이기보다 기쁜 마음을 가져 보라. 나도 처음에 이 힘든 것을 어떻게 평생 하냐며 한숨이 절로 나왔다. 하지만 습관은 만들기가 힘들지 만들어 놓으니 그다음은 알아서 흘러갔다.

이제는 참아야만 하는 것이 아니라 진짜 내가 싫어서 나쁜 습관들을 하지 않게 되었다. 과식을 하면 오히려 기분이 처지고 얼굴에 여드름이 나거나 어지러웠기 때문이다. 여러분도 경험하고 싶은가? 그렇다면 1년 혹은 2년만 몸에 투자해 보라. 앞으로의 남은 평생이 달라질 것이다.

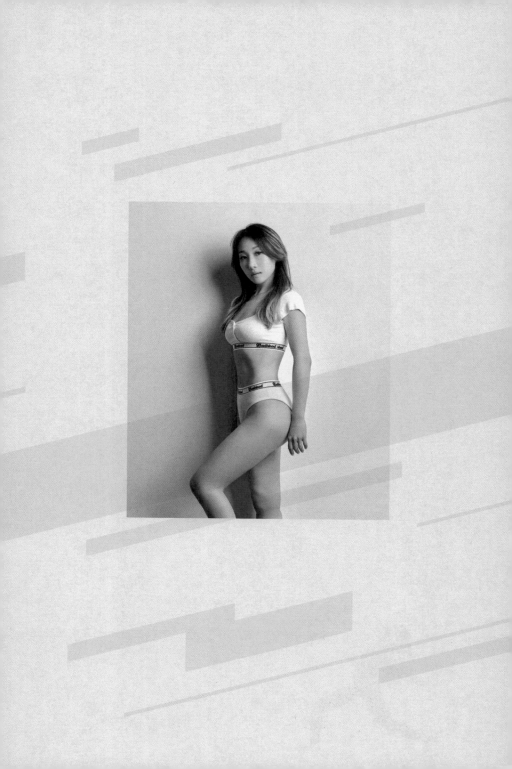

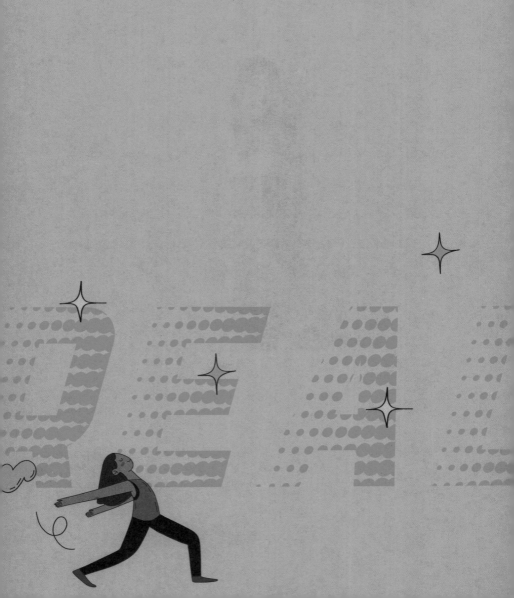

〈 6장 〉

자신을
감옥에
가두지 마라

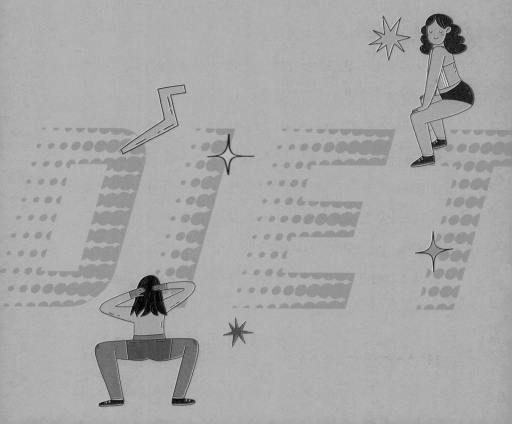

다이어트는
실패할 수 있다

상대방은 나를 전혀 신경 쓰지 않는데 나는 그 사람이 신경 쓰이는 경험을 해 본 적이 있는가?

나는 0.5kg만 늘어도 그날은 집 밖을 나가기 싫었다. 지나가는 사람이 뚱뚱하다 생각할 것 같아서 무섭고 걱정되었다. 체중이 조금이라도 증가한 날 길을 걸으면 뒷사람이 내 엉덩이를 쳐다보고 있다고 느껴서 걸음이 부자연스러워졌다. 당시 사람들이 내게 시선을 보내지 않았음에도 스스로 허구의 시선을 만들어 나를 불편하게 가두고 살았다. 이런 생각이 내 삶의 질을 매우 떨어뜨렸다.

하지만 사람들은 생각보다 다른 사람에게 관심이 없다. 혹 나를 보고 그런 생각을 했어도 뒤돌아서면 잊었을 것이다. 그들의 인생에 내가 그리 중요한 사람이 아니었기 때문이다.

　나 스스로의 기준이 아니라 타인이 나를 마르게 봤으면 좋겠다는 외부의 목표를 갖고 있었기에 뭘 해도 만족할 수가 없었다. 나만의 기준이 있다면 그 목표에 도달할 수가 있다. 하지만 타인의 눈이 기준이 되어 버리면 목표 자체가 모호해 아무리 해도 도달할 수가 없다. '55kg이 되면 나를 말랐다고 생각할 거야'라며 다이어트를 시작해도 막상 55kg이 되면 만족하기가 힘들다.

타인의 시선에서
벗어나기

　나의 휴대폰 배경화면은 항상 다이어트 자극 사진이었다. 그뿐만 아니라 인터넷에서 날씬해 보이는 여자가 나오면 그 여자의 키를 검색해 BMI를 계산해 보고 나와 비교해 보았다. 그 여자처럼 되려면 얼마나 살을 빼야 하는지도 확인했다.

　하지만 그게 끝이었다. 사진을 저장하면서 부럽다고 느끼는 그 순간이 지나면 끝이었다. 하루에도 수십 번씩 보는 휴대폰 배경

화면도 다이어트 자극과 의지를 주지는 못했다. 휴대폰 안의 인형 같은 몸매의 여자들을 보며 '다이어트를 해야 해'라는 생각만 하고 있지 않은가?

내가 왜 정말 다이어트를 해야 하는지 이유를 찾아야 슬럼프나 정체기가 와도 끝까지 해낼 수 있다. 나만의 진짜 이유를 찾아야 하는 것이다. 다른 사람에게 보여 주기 위해서 혹은 어떤 사람같이 인형처럼 몸을 만들고 싶어서 등은 이유가 될 수 없다. 나의 이유를 찾아야 휴대폰을 보며 손가락만 움직여 사진을 저장하는 게 아닌 게으르고 싶은 내 몸을 움직일 원동력을 만들 수 있다.

지금 돌아보면 다이어트 실패를 반복한 나의 20년은 하나도 아깝지 않지만 내가 만든 감옥에 나를 가두고 산 20년은 너무나 아깝고 안타깝다. 다이어트는 실패할 수 있다. 하지만 여러분의 마음까지 낭떠러지로 떨어뜨리지 않았으면 한다.

마음이 열려야
몸도 변한다

다이어트라고 하면 외적인 부분만 떠올리기 쉽다. 하지만 마음이 열리지 않으면 몸도 변화하기 힘들다. 우리의 몸과 마음은 연결되어 있다는 말을 들어 본 적이 있을 것이다. 몸이 처지고 힘들면 마음도 처지고, 마음이 가볍고 기쁘면 몸에도 활력이 생긴다. 어떤 것이 먼저인지 순서를 정할 수는 없지만, 몸이 마음에 영향을 주고 마음이 몸에 영향을 주는 것은 확실하다.

나는 중3 때 내가 뚱뚱하다는 것을 인지하고 난 후부터 다른 친구들 앞에서 발표를 하거나, 버스나 지하철에서 내리기 위해 문 앞에 서 있거나, 길에서 내 뒤에 누가 있는 상황이면 극도로 긴장을 했다.

나를 쳐다보고 다리가 두껍고 뚱뚱하다고 생각하는 것만 같아서 손에 땀이 날 정도였다. 신호등을 건널 때도 맨 뒤에 서 있다가 같이 기다리던 사람들이 모두 출발하고 난 후에야 나는 발을 뗄 수 있었다.

게다가 다이어트에도 수많은 실패를 하다 보니 자존감은 더 낮아지고 부정적인 생각만 하게 되었다. 나중에는 '이번에도 실패하겠지만 다이어트를 안 할 수는 없잖아. 해야지'라며 미리 실패를 전제로 두었다. 어쩌면 실패한 뒤 실망과 좌절이 두려워서 미리 실패를 준비했던 것 같다.

이번에도
실패하겠지?

성공할 거라 생각하고 하는 것과 실패하겠지만 해야지라고 생각하고 하는 것의 결과는 어떻게 다를까? 실패를 준비하며 다이어트를 했을 경우 대부분 실패하는 경우가 많았고 성공을 해도 내가 노력한 결과라고 생각하기보다 어쩌다 된 거라고 생각되었다.

성공한 후 유지할 자신도 없었다.

다이어트에서 시작되었지만 부정적인 마음은 나의 생각 전체를 부정적으로 바꿔 놓았다. 무슨 일을 하든지 안 될 거라고 겁을 먹었다. 생각뿐 아니라 몸도 변했다. 선천적으로 새가슴이라 가슴뼈가 약간 돌출되어 있었는데 가슴뼈는 더 도드라지고 몸은 점점 굳어졌다. 마사지샵, 카이로프랙틱을 하는 의원, 정형외과 등 도움이 될 만한 곳들을 찾아다녔지만 그때만 시원할 뿐 집에 돌아오면 통증은 계속되었다.

그러던 어느 날 다른 문제로 심리상담을 받게 되었다. 상담을 받으며 마음이 풀어지자 점차 몸도 풀어지는 신기한 경험을 했다. 그 후 마음을 여는 작업을 하려고 부던히 노력했다. '미세스찐'으로 알려진 한혜진 선생님의 글쓰기 수업을 들으면서 나의 과거를 적어 보는 시간도 가졌다. 그 시간을 통해 내 마음의 문을 꼭 걸어 잠근 것은 단 한 가지 사건이 아니라 부모님과의 관계, 친구들과의 일, 다이어트로 인한 좌절 등 여러 가지 문제가 복합적으로 얽혀 있음을 깨달을 수 있었다.

나처럼 계속되는 다이어트 실패와 어린 시절의 상처가 쌓여 있다면 마음을 먼저 풀어 보길 권한다. 어린 시절을 기억하며 일기 형식으로 글을 쓰고 왜 이 사건을 쓰게 되었는지 그때 기분이 어땠

는지 적어 보라. 그때는 큰 충격이었지만 지금 돌이켜보면 별거 아
닌 것처럼 보일 수도 있다.

몸과 마음은 나만의 패턴이 고착화되어 있기 때문에 바꾸기
매우 어렵다. 무엇이 문제인지 인지하는 것부터 시작해 보라. 마음
이 부드럽고 유연하게 풀어지면 몸도 따라 올 것이다.

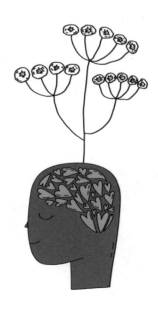

아메리카노를 좋아한다는 거짓말

자신을 존중하는 마음 없이 지금의 내가 싫어서 다이어트를 한다면 매우 위험하다. 다이어트는 성형수술과 같다. 수술이 잘되었어도, 다른 사람이 예쁘다고 해도 성형수술을 계속하는 사람을 본 적이 있을 것이다. 내가 나를 사랑하지 않는다면 아무리 살을 빼도 만족할 수 없다. 다른 사람의 마른 몸을 보고 비교하며 다이어트를 하면 계속 비교만 하게 될 것이다.

친구들과의 약속이 끝난 후 심리상담을 하러 간 적이 있다. 상담 선생님께서 오늘은 어땠냐고 물어보셨고 친구들을 만나고 오는 길인데 어떤 친구가 한꺼번에 주문을 해 와서 내가 좋아하지 않는 카푸치노를 먹게 되었다고 말씀드렸다. 그런데 상담이 끝나기 직전에 선생님께서 정말 카푸치노를 싫어하는 건지, 먹고 싶지 않은 건지, 먹고 싶은데 참은 것인지 생각해 본 적 있냐고 물었다.

그때 뭔가에 맞은 느낌이었다. 내가 카푸치노를 정말 싫어했었나? 고민해 보니 난 단 음식도 좋아하고 카푸치노도 좋아했다. 그런데 먹으면 살이 찌니까 먹으면 안 된다고 피하다가 언젠가부터 내 머릿속에서는 '난 단 걸 싫어해'라고 생각하고 있었다. 마음을 머리가 속인 것이다. 이 사실을 인지하는 데 굉장히 많은 시간이 걸렸다. 나에게 솔직해지고 나니 훨씬 마음이 가볍고 다이어트를 대하는 나의 마음가짐도 달라졌다.

솔직해져야
대책도 세울 수 있다

자신에게 솔직해져라. 내가 무엇을 좋아하고 싫어하는지 받아들여라. 그리고 스스로를 사랑하라. 나 자신을 내가 믿지 못한다면 누구도 나를 믿을 수 없다. 진짜 나 자신을 알아야 그에 맞는 계획을 세울 수 있다. 나는 초콜릿 등 단 음식을 싫어한다고 생각했기 때문에 초콜릿이 당길 때 어떻게 해야 하는지 생각해 본 적이 없었다. 하지만 스트레스를 받고 초콜릿이 눈앞에 있는 상황에서는 주체할 수 없었다.

그저 입이 터진 날이라고만 생각했다. 하지만 이제는 내 진짜 모습을 인지했고 단 음식이 당길 때가 언제인지, 그럴 때는 초콜릿을 얼마 정도 먹을지, 어떤 종류의 아이스크림이나 초콜릿을 먹을지 상세하게 옵션을 정해 놓았다.

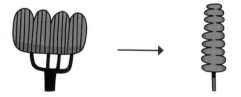

할 수 있다는 믿음

회사 면접시험 전날 A라는 사람은 "나는 잘할 수 있어!"라고 생각하고 B라는 사람은 "떨어지겠지만 해 보지 뭐"라고 생각했다. A는 면접에서 떨어졌다고 해도 다른 회사에 당당하게 입사 지원을 할 수 있다. 하지만 B는 어떨까?

다이어트를 하면서 정체기나 슬럼프가 올 수 있다. 다만 얼마나 오래 가느냐가 각자 다를 뿐이다. 어떤 마음가짐으로 극복해 가느냐에 따라 기간이 달라진다.

다른 사람과 비교할 필요가 없다. 나만의 시계가 돌아가고 있기 때문이다. 당장의 몸무게보다 더 중요한 것은 내가 만든 몸을 얼마나 오랫동안 유지하며 건강하게 사는가 하는 것이다. 힘들게 다이어트를 해서 10kg을 감량했는데 고작 3달만 유지하고 다시 5kg이 증가한다면 의미가 있을까? 혹은 10kg을 감량했는데 몸이 쓸 수 없을 정도로 망가졌다면?

그래도 잠시라도 체중 앞자리 숫자가 4나 5인 채로 살아 보고 싶다고 생각하는 분도 있을 것이다. 나 역시도 그랬다. 내가 처음부터 극한 다이어트를 시도하거나 몸을 망가뜨리는 방법을 시도한 건 아니다. 조금씩 하다 보니 욕심이 생겼고 실패하니 보조제를 먹었던 것이 위밴드 수술 부작용이라는 비극을 만든 것이다.

복리식 적금처럼
쌓이는 습관

내 몸을 위한 다이어트를 하라. 앞서 이야기한 것처럼 차곡차곡 나만의 다이어트력을 쌓고 있다가 나의 때가 오면 그때 한꺼번에 확 모든 것이 합쳐져서 시너지를 낼 것이다. 그때 우리는 목표에 도달할 수 있다. 천천히 하다 보면 이 모든 것들이 쌓여서 복리식 적금처럼 한 번에 확 성장함을 느끼게 될 것이다.

체중 변화가 없다고 다이어트에 실패했다고 생각하지 말아야 한다. 여러 가지 운동과 식이를 하는 도중 나에게 맞지 않는 것을 접했을 때 나는 실패한 것이 아니라 그저 다이어트의 과정을 겪는 것뿐이라는 사실을 상기해야 한다.

출산을 하고 살이 빠지지 않자 몸매 관리를 잘한 사람이 있으면 부러워했다. 한동안 이런 생각으로 괴로워하는데 문득 위밴드 수술을 하고 부작용을 겪었던 시절이 떠올랐다. 예전의 나로 돌아가면 안 된다고 다시 처음부터 하는 마음으로 하자고 마음을 먹었다.

엄마로서 아이를 돌보는 것만도 많은 정성과 노력이 필요한데 운동과 식이까지 하는 내가 충분히 멋지다고 생각했다. 못한다는 자책보다 지금도 하고 있고 포기하지 않았으니 잘하고 있다고 스스로를 칭찬해 주었다.

또한 오늘 마음먹은 운동을 못해서 찝찝하거나 반성하기에 앞서 내가 최선을 다해서 했는지도 돌아보았다. 아이들이 아프거나 시부모님이 오시는 등 예측하지 못한 상황 속에서도 시간을 내어 복부 운동 10분 혹은 스트레칭 5분이라도 했다면 무한 칭찬을 해 주었고 혹 운동을 하지 못했다 해도 자책하지 않았다. 그러다 보니 점점 변화가 생기기 시작했다. 자신을 믿어라. 포기하지만 않는다면 우리는 성공할 수 있다.

나로 사는 시간이 있어야 다이어트를 지속할 수 있다

엄마들의 다이어트는 달라야만 할까? 물론이다. 상황과 몸 상태가 이전과 같지 않기 때문이다. 다이어트로 오랜 시간 고생을 했지만 결혼 전 몇 년 간은 꽤 유지를 잘하면서 지냈기 때문에 산후 다이어트에 대한 자신감이 있었다. 하지만 예상과 다르게 체력은 급격하게 떨어졌고 스트레스는 날이 갈수록 심해졌다.

한국 가족, 친한 친구들과는 시차가 맞지 않으니 자유롭게 연락을 할 수 없었고 남편과 결혼해서 캐나다로 왔는데 이곳 생활이 힘들다고 말하면 남편 탓을 하는 것처럼 느껴질까 봐 쉽사리 털어놓지도 못했다.

게다가 결혼을 하자마자 첫째가 찾아왔기에 신혼 기간이 없었다. 때문에 좋을 때는 한없이 좋지만, 티격태격하는 날이 잦았다. 그런 상황에서 아이를 출산하니 진퇴양난이라는 말이 딱 떠오를 정도였다.

아이는 밤새 잠을 자다 깨다 하면서 낮에도 칭얼거리니 어느 순간 아이가 예쁘게 보이지 않았다. 내 몸이 힘드니 아이 자체는 귀엽지만 내 자식이라 어떻게 할 수 없을 정도로 사랑스러운 감정을 느껴 보지 못했다.

내가 나쁜 엄마인가, 나는 왜 다른 엄마들처럼 아이를 사랑하는 감정을 느끼지 못하는 것일까 하는 죄책감이 들었다. 매일 매일이 우울했고 남들은 힘들면 살이 빠진다는데 스트레스 때문에 체중이 점점 증가하니 하루하루가 지옥 같았다.

결혼 전에는 필라테스 센터를 운영하며 강사로서 나름 나의 능력을 뽐내고 살았는데, 아이를 낳고 나니 그런 것들은 다 무용했다. 게다가 나는 한국이 아닌 캐나다에서 아이를 낳았으니 오죽 했겠는가. 자존감이 바닥으로 떨어졌고 즐겁고 신나는 일이 하나도 없었다. 잠에 들기 전까지 왜 나만 이런 상황에 처하게 된 것일까를 반복적으로 생각했고 결국 잠에 들지 못하고 수면제를 먹는 날이 늘었다. 우울증이 다시 찾아오니 더욱 견디기 힘들었다. 하지만 나만 이렇게 사는 게 아니었다는 것을 한참 후에야 알게 되었다.

'엄마'가 아닌
'나'를 기쁘게 하라

그건 엄마라면, 특히 첫 아이를 출산한 엄마라면 흔히 겪는 감정과 상황이었다. 아이와 하루 종일 놀고 나면 지친 몸을 이끌고 잠을 청하고 싶지만, 집안은 엉망진창이라 치워야 했고, 다음 날 아이가 먹을 이유식도 만들어야 했다. '나는 누구 여긴 어디'라는 말이 몇 번이나 머릿속에 떠올랐다. 아이가 세상에 적응하는 시간이 필요한 것처럼 우리도 엄마로서, 그리고 엄마가 된 새로운 자신으로서 어떻게 살아야 할지 모드를 변경할 시간이 필요하다.

결심하면 모든 것이 한 번에 탁탁 변경되면 얼마나 좋을까? 쉽게 변하지 않는다고 해도 힘든 상황에 있는 자신을 탓하지 마라. 아주 작은 시작부터 해 보라.

나는 내 몸이 너무 힘든 날은 저녁에 아이들이 잠들고 바로 잠을 자기도 했고 그렇지 않은 날은 딱 10분 스트레칭을 하고 침대에 누웠다. 자기 전에 꼭 집을 치우고 자야만 직성이 풀렸지만 몸을 피곤하지 않게 하기 위해서 집을 정리하는 것에 큰 에너지를 쏟지 않기로 결심도 했다. 또 내가 좋아하는 활동 한 가지를 정해서 꼭 일주일에 한 번은 어떻게든 하려고 했다.

나는 운동이 스트레스를 푸는 방법 중 하나였기 때문에 남편에게 일주일에 한 번은 꼭 운동 한 시간을 할 것이니 당신이 주말에 아이들을 보는 것으로 하자고 했다.

운동을 해도 끝나고 나면 다시 정신없이 식사 준비를 해야 했고 고작 한 시간이지만 떨어져 있다가 아이들과 다시 만나면 좋다고 와서 더 놀아 달라고 매달리니 운동 후에는 더 피로했다. 주말에 딱 한 번, 한 시간이지만 못하는 주도 있었다. 그래도 빼먹지 않으려고 했고 몇 달이 지나자 가족 모두 나의 주말 운동 루틴에 적응했다. 그 사이에 체력도 올라갔음은 물론이다. 무엇보다 운동을 하면서 온전히 내 시간을 쓸 수 있는 것이 기뻤다.

꼭 운동이 아니라도 좋다. 책을 읽거나 베이킹을 하는 등 단 30분이라도 좋으니 아이들이 잠든 후라도 나를 즐겁게 만드는 시간을 갖으려 노력해 보라.

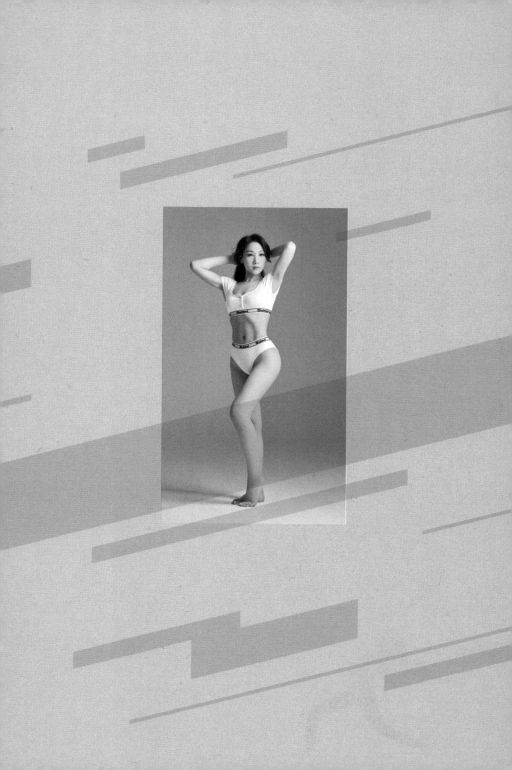

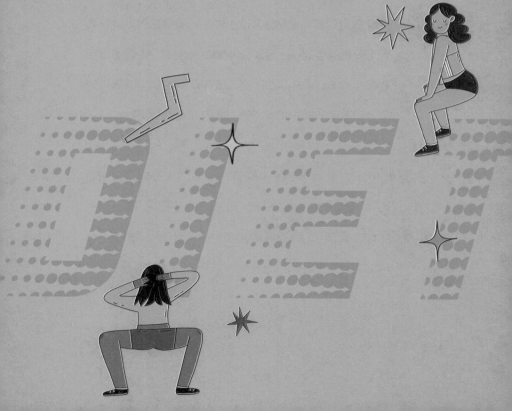

〈 7장 〉

엄마들이
자주하는 질문
Q&A

출산 후 100일 안에 빼지 않으면 평생 가나요?

Q. 임신 6개월 차인데 체중이 많이 늘었어요. 출산을 하면 다이어트를 할 생각인데 솔직히 자신은 없어요. 100일 안에 살을 빼지 않으면 평생 간다는 말을 들어서요. 지금까지 15kg 정도 쪘는데 아직 출산까지 시간이 남아 있기도 해서 살이 더 찔까 봐 겁이 나기도 해요. 100일 안에 과연 뺄 수 있을까요?

예비 엄마들이 모여 있는 온라인 커뮤니티에 들어가도 이런 질문은 많이 볼 수 있다. 도대체 100일이라는 기준은 누가 만들었는지 모르겠다. 커뮤니티를 둘러보면 조리원에서 출산 전 체중을 만들어서 나왔다는 사람부터 1년 반이 넘었는데도 아이 몸무게만 빠지고 임신 때와 같다는 사람까지 다양하다. 그래서 예비 엄마들은 더 혼란스럽고 불안한 듯하다.

결론부터 말하면 사람마다 체질과 체력이 모두 다르기 때문에 100일 전에 살을 빼지 않으면 출산 전으로 되돌릴 수 없다는 말에는 동의하지 않는다. 임신과 출산을 하면 복부의 피부가 과도하게 늘어나거나 호르몬이 변화해서 체형이 바뀐다. 하지만 이것이 출산 후 100일 만에 감량하지 않아서 나타난 변화는 아니다.

나도 처음 겪는 임신이라 출산 후 상황을 예측할 수 없었다. 그러나 마음 깊은 곳에서는 나는 다이어트를 많이 해 봤으니 100일 전까지 어느 정도 자리를 잡아 놓고 적어도 1년 안에는 몸을 완벽하게 돌릴 수 있을 것이라는 확신이 있었다. 하지만 체중이 빠지지 않았고 몸의 라인도 완전히 달라졌다. 출산 전 55kg과 출산 후 55kg의 눈바디는 완전히 달라 좌절했다. 가슴은 처져 있고 배까지 나오니 봐 줄 수가 없었다.

주변 사람들을 보면 육아가 너무 힘들어서 살이 저절로 빠지던데 내 몸 상태는 아니었다. 다이어트를 할 수 있는 체력도 아니었다. 그렇게 1년이 지나고 2년이 지나고, 완전히 몸이 돌아오지 않은 상태에서 둘째를 임신했고 둘째 출산 후 2년 반이 지나자 예전 몸에 점점 가까워지고 있음을 느낄 수 있었다.

다이어트가 가능한 몸 상태를
먼저 만들라

출산 후 100일이 지나도 얼마든지 살을 뺄 수 있다. 출산 직후 100일은 엄마가 몸을 회복해야 하는 시기다. 밤중 수유로 힘든 상황에서 잘 먹지도 못하고 운동을 한다면 오히려 몸에 악영향을 미친다. 이 기간 동안에는 다이어트는 잠시 미뤄 두는 것이 좋다.

다이어트는 출산 후 4~6개월부터 시작하는 것을 권한다. 출산으로 인해 약해진 관절이 단단해지고 복부의 힘도 어느 정도 회복이 된 후에 운동을 시작해야 부상 없이 지속할 수 있다. 급한 마음을 갖지 않는 것이 좋다.

나도 운동이 몸을 풀어 주는 시원한 느낌과 기쁨을 알기에 출산하자마자 운동을 했는데 몸이 따라오지 않았다. 가벼운 스트레칭이라도 하려고 매트를 깔고 다운 독 자세(엎드린 자세에서 양 발바닥과 손바닥으로만 매트를 지지하고 몸을 산 모양처럼 만드는 자세)를 했는데 손목에 찌릿 하는 통증이 느껴졌다. 너무 놀라서 바로 자세를 이완했고 손목을 댄 자세는 하지 말아야겠다고 판단한 후 무릎을 댄 자세를 이어갔는데, 또다시 무릎에서 파박 소리가 나면서 무릎 통증도 왔다. 출산 100일 후 다시 운동을 해 봐도 비슷했다. 복부 운동을 하는데 예전처럼 배에 힘이 들어가지 않았다.

　다이어트를 해야 한다는 생각에 너무 급하게 운동을 시작하면 제대로 다이어트는 하지 못하고 몸도 망가질 수 있다. 출산 후 며칠부터 운동을 하겠다는 계획을 세우기보다 점진적으로 몸을 어떻게 회복시킬 것인가를 생각해 봐야 한다.

　운동시간을 정해 놓고 하기보다 아이와 함께 있는 시간에 틈틈이 등 뒤에서 깍지를 끼고 어깨를 여는 동작 같은 가벼운 동작들을 수시로 해 보는 것이 좋다. 엄마는 아이를 계속 안고 있어야 하기 때문에 어깨가 많이 말려 들어가게 된다. 바른 자세를 의식적으로 유지하고 있는 것만으로도 운동이 된다. 다이어트가 가능한 몸 상태를 만드는 것이 무엇보다 중요하다.

아이가 잠을 안 자면
운동을 못해서 짜증이 나요

Q. 아이가 아직 어려서 밤잠에 든 후에야 운동할 시간이 나요. 그
래서 밤에 일찍 자게 하려고 낮에 몸을 불사르며 엄청 열심히
놀아 줘요. 그런데 밤잠에 쉬이 들지 못하고 눈이 말똥한 아이
를 보면 정말 화가 납니다. 저도 피곤한데 참고 운동을 하려는
건데 아이도 도와주지 않으니 어떤 날은 폭발해서 아이에게 소
리를 지르고 말죠. 아이한테도 화가 나고 저한테도 화가 나는
이 상황, 어떻게 하면 좋을까요?

엄마라면 많은 분들이 경험했을 만한 이야기다. 이건 나의 고
민이기도 했다. 아침형 인간이 아닌 나는 오전에 아이들보다 일찍

일어나서 운동할 수 없으니 아이들이 자고 난 후에 운동을 하기로 계획을 짜 놓았다.

첫날은 순조로웠다. 저녁을 먹이고 아이들을 씻긴 후에 자라고 각자 방에 눕혔다. 태어나자마자 수면교육을 해서 방에 들어가라고 인사를 해 주면 잘 자는 편이었다. 잘 누웠는지 확인 후 안방에 와서 매트를 펴고 운동을 시작했다. 운동을 하고 나서 씻고 누우니 하루를 알차게 보낸 듯해서 뿌듯했다. 앞으로 이런 루틴으로 생활하면 되겠다며 신이 났다. 감격에 가까운 행복을 느꼈던 것 같다.

그다음 날, 여느 때와 다를 것 없는 하루를 보내고 아이들을 씻기고 책을 읽어 주고 각자 방으로 들여보냈다. 빠르게 매트를 펴고 운동을 시작하려고 하는데 쿵쿵 소리가 났다. 각자의 방에서 큰 소리로 서로에게 이야기를 하고 벽을 치면서 놀고 있었던 것이다. "자는 시간이니까 자고 내일 재미있게 놀기로 하자"라고 타이르고 나왔다. 안방으로 돌아와서 다시 매트에 누운 찰나 쿵쿵 소리가 다시 났다. 그렇게 대여섯 번을 반복했다. 결국 운동은 하지 못했다.

다음 날도 같은 상황이 반복되었다. 너무 화가 났다. 낮에 장을 보러 온종일 돌아다니고 저녁에 아이들에게 몇 번 주의를 주고 났더니 기운이 없었다. 그래도 운동은 해야겠다고 생각해서 매트를 폈는데 또 둘이 키득거렸다. 아이들을 크게 혼냈고 방으로 억지로 보내 자게 했다. 잠든 것을 확인했지만 마음이 너무 불편해서 운동을 할 수 없었다. 어떤가? 여러분의 이야기 같지 않은가?

어른도 잠이 안 올 때가 있고 졸려도 놀고 싶을 때가 있다. 그래서 아이들도 마찬가지라고 생각을 바꿨다. 운동을 해야 한다는 강박 때문에 아이들에 사랑과 좋은 에너지를 주지 못하면 운동을 하는 의미가 있을까 하는 생각이 들면서 아이들에게 미안해지기도 했다. 그 이후 나는 방법을 찾기 시작했다.

여러 가지 루틴
만들어 놓기

엄마인 우리는 결혼 전처럼 내가 하고 싶을 때 마음대로 운동을 할 수 없다. 시간과 상황의 제약이 굉장히 많다. 아이가 일찍 잠들지 않거나 생각보다 일찍 일어났거나, 시댁에 갔거나, 저녁에 외식을 하거나 등의 상황이 운동을 가로막는다.

운동 루틴을 한 가지로 정해 놓으면 그 시간에 운동을 하지 못하고 넘어가는 날이 많아진다. 예를 들어 아침운동을 하겠다고 시간을 정해 놓았는데 아이들이 일찍 일어나면 그날은 운동을 안하고 넘어가게 되는 것이다. 그래서 나는 자주 일어나는 상황에 따라 몇 가지 선택지를 정해 놓았다.

- 아침 운동: 아이들 일어나기 30분 전 먼저 일어나서 유산소 혹은 전신 운동하기
- 틈새 운동: 좋아하는 운동 동작 5가지를 틈틈이 하기
- 오후 운동: 아이들 픽업하기 40분 전 운동하기
- 저녁 운동: 아이들 잠든 후 운동하기

내가 운동할 수 있는 상황은 이렇게 4가지로 나뉘는 것을 발견했다. 온전히 내 생활패턴에 맞춘 분류이기 때문에 여러분은 각자 맞는 시간대를 찾아야 한다.

처음에는 저녁 운동을 주로 했다. 일정이 많은 날은 오전 운동으로 변경해서 했고 운동이 힘들 것 같은 날은 틈새 운동을 했다. 하다 보니 아이들이 잠들어 있는 오전 시간에 운동하는 것이 방해 없이 할 수 있는 가장 좋은 시간인 것을 알게 되었다. 그 후 저녁형 인간이었던 내가 아침에 일찍 일어나서 운동하는 것을 즐기게 되었다.

나와 나를 둘러싼 주변 사람들이 운동을 스트레스로 느끼지 않는 게 무엇보다 중요하다. 운동을 못하는 날 스트레스를 받는 것보다 하루 쉬는 것도 필요하다. 스트레스 받으며 운동을 하면 마음이 무겁고 운동도 잘 안 되고 그렇다고 편히 쉬지도 못한다. 그런 자신을 보며 스스로를 괴롭힌다는 생각이 들었다.

틀에 얽매이지 마라

운동을 할까 말까 고민될 때는 무조건 하라. 스스로 정해 놓은 운동 시간과 계획이 있을 때 그 시간을 못 채우면 아예 시도하지 않는 분들도 있다. 하지만 고민할 시간에 아무 영상이나 골라서 운동하라. 시간을 채우지 못하면 어떤가? 정해진 루틴이 아니어도 하는 것이 중요하다.

아이들이 아프거나 시부모님이 오셨을 때도 그럼에도 불구하고 시간을 내어서 짧게라도 운동한 나를 칭찬해 주었다. 그러다 보니 점점 변화가 생기기 시작했다. 틀에 얽매이지 말아야 한다.

체력을 키우고 싶어요

Q. 막내를 출산한 지는 6년이 됐어요. 그동안 아이들 뒤치다꺼리만 하고 살아서 그런지 체력이 너무 떨어진 걸 느껴요. 특히 마흔 살이 되니 더 그런 거 같아요. 2년 전에 인생에서 처음 PT라는 걸 받아서 운동을 시작했지만 오래 가진 못했어요. 그 후 몸이 뻣뻣한 걸 벗어나야 운동도 오래 할 거 같아서 주 3회 30~40분 정도 스트레칭 영상을 따라 해요. 그런데도 여전히 저질체력을 벗어나지 못하고 있어요. 어떻게 하면 체력을 키울 수 있나요?

운동하는 시간이 40분 정도이기 때문에 스트레칭으로 모두 쓰는 것은 효율적이지 못하다. 몸이 굳어 있거나 가볍게 하고 싶은 날에는 요가나 스트레칭을 해도 되지만 체력을 키우고 싶다고 했기 때문에 비효율적인 시간 활용인 것이다.

스트레칭은 운동 전이나 후에 7~10분 정도면 충분하다. 전신운동과 복부운동을 중심으로 하는 프로그램을 추천한다. 체력을 키우려면 코어가 튼튼해야 하기 때문에 복부 지방을 빼고 허리 근력을 키우는 운동을 하는 것이 좋다.

전신운동은 약간의 땀이 날 듯한 너무 쉽지 않은 운동을 선택하는 것이 좋다. 체력을 높이기 위해서 일주일에 한 번은 조금 어렵다 싶은 영상으로 운동하라. 만약 허리가 과도하게 앞으로 굽어서 배가 튀어나와 있는 체형이라면 전신운동 전에 복부운동을 먼저 하는 것이 좋다. 복부의 힘을 잡아 놓은 후에 몸 전체를 움직인다면 훨씬 더 안정적이고 정확한 동작을 수행할 수 있다.

체력을 키우는 주 4일 운동 루틴

다음과 같은 운동 루틴을 따라 해서 체력을 키워 보라.

• 1일: 난이도가 있는 전신운동

주말을 지나고 처음 맞이하는 1일 차 운동은 난이도가 있는 전신운동을 하는 게 좋다. 자신의 수준보다 어려운 운동은 필요한 줄 알면서도 자꾸 피하게 된다. 따라서 주말 동안 잘 쉬고 운동에 대한 의지가 제일 높은 때 하는 것이 성공할 확률이 높다. 평소 따라 해 봤던 영상 중에 좋은 자극이 느껴졌던 전신운동 영상을 따로 저장해 놓고 일주일에 한 번은 꼭 그 영상을 따라 하라.

• 2일: 자유 전신운동 + 난이도가 있는 복부운동

전신운동으로 검색했을 때 해 보고 싶은 영상을 자유롭게 선택하라. 조금 쉬워도 괜찮다. 다만 복부운동은 난이도가 있는 영상으로 선택해야 한다.

• 3일: 목표 부위 집중운동

자신이 부족하다고 생각되는 부위의 운동을 한다. 상체 근력을 키우고 싶다면 등 운동이나 덤벨 운동을, 하체 근력을 키우고 싶다면 런지나 스쿼트를 하는 식이다. 도전적인 목표에 동기부여가 잘된다면 런지 100개, 슬로우 버피 100개 등과 같은 제목의 영상을 따라 해 보는 것도 좋다.

• 4일: 빈야사 요가

체력이 부족한 엄마들은 대부분 전체적인 몸의 긴장도가 높은 편이다. 3일 동안 여러 운동으로 몸의 근력을 키웠다면 마지막인 4일 차에는 스트레칭 운동으로 긴장을 풀어 주어야 한다. 동작이 각각 별개인 스트레칭을 하는 것보다 플로우 요가, 빈야사 요가 등 동작이 물 흐르듯 연결되는 운동 영상을 따라 하는 것이 긴장도 완화와 근력 강화에 도움이 된다.

계획한 운동 루틴을 처음 실천할 때는 무척 어려울 것이다. 그래서 나는 스스로에게 미션을 주듯 운동했다. 인터넷에서 다운로드 받은 칭찬 스티커판을 출력해 운동을 할 때마다 스티커를 붙였다. 별거 아닌 것 같지만 동기부여가 되고 칭찬 스티커판 속 포도송이를 채우고 싶은 생각이 들어서 운동을 빼먹지 않게 되었다.

운동을 하다 말다 해서
이젠 시도도 안 하니 어떡하죠?

Q. 아이를 키우면서 운동을 하는 게 쉽지 않아요. 돌발 상황이 워낙 많고 스트레스가 심하니 힘든 운동은 마음에서 자꾸 멀어지고요. 어쩌다가 센터에 등록해 운동을 해도 몇 번 나가고 돈을 날리기 일쑤예요. 점점 죄책감이 심해지는 것은 물론이고 어차피 안 할 걸 아니까 이젠 시도도 안 하게 되었어요.

먼저 '꾸준히'의 뜻을 떠올려 보자. 여러분은 어떻게 하는 게 꾸준히 하는 것이라 생각하는가? 나는 계획한 것을 빠지는 날 없이 끊임없이 하는 것을 꾸준히 하는 것이라 생각했다. 하지만 그건 '꾸준히'의 뜻을 잘못 알고 착각한 것이다.

'꾸준히'의 사전적 의미는 '한결같이 부지런하고 끈기가 있는 태도로'이다. 어디에도 '빠지지 않고'라던가 '끊임없이'라는 말은 없다. 꾸준하다는 뜻을 제대로 알고 오해하지 않았으면 한다.

그다음에는 계획이 실천 가능한지 검토해 보고 운동을 시작했으면 한다. 나는 잘못된 다이어트를 반복할 때 늘 지킬 수 없는 무리한 계획을 세웠다. 실천이 힘든 계획이라는 걸 알지도 못했다.

너무 빡빡한 계획을 세워서 자신을 실패로 몰아넣지 마라. 반대로 너무 헐렁한 계획을 세워서 안주하게도 하지 마라. 적당한 계획인지 아닌지는 자신만이 안다. 적절한 중간점을 찾는 연습에 들이는 시간을 아까워하지 마라.

운동을 할 땐 쉬는 기간도 필요하다. 충전이 되어야 다시 운동을 할 힘도 나는 법이니 말이다. 스스로 판단할 때 운동을 쉬는 기간은 어느 정도가 적절한지 기준을 잡아 보아라. 나는 2주 이상 운동을 하지 않으면 '운동을 쉬었다'고 표현한다.

포기하지 않으면
언제든 다시 시작할 수 있다

강사인 나도 운동을 못하는 날이 있다. 그러니 운동을 4일 하다가 그다음 주에 하루 한 것을 두고 하다 말다 했다고 할 수는 없다. 그래도 계속하고 있는 것이다. 너무 엄격한 기준을 자신에게 들이대지 않았으면 한다.

육아라는 힘든 과정 속에서도 운동에 대해 생각하는 자신을 칭찬하라. 자책과 다그침보다는 격려와 할 수 있다는 자신감이 성공으로 가는 지름길이다. 실제로 아이들을 챙기느라 내 몸 돌보기 힘든 와중에 자신을 위한 시간을 내고 있다면 누구보다 어려운 일을 해내고 있는 것이다.

운동을 하다 말다 하는 것은 점점 운동과 친해지는 과정이다. 급격한 변화가 눈에 보이지 않아서 그렇지 모르는 사이 조금씩 우리는 성장하고 있다. 운동을 포기하지 않는 당신, 너무나 잘하고 있다.

동작이 정확한지 의심스러워요

Q. 완벽주의 성향이 있는 제 성격 탓이겠죠. 저는 머리로 이해가 되어야 몸을 움직일 수 있어요. 무릎의 각도는 어느 정도가 괜찮은지, 어깨는 어떻게 움직여야 하는지 등등 이해가 되어야 운동을 해요. 그렇지 않으면 오히려 운동으로 몸이 망가지는 건 아닐까, 차라리 안 하는 게 낫지 않을까 하는 생각이 들어서 점점 운동을 시도조차 안 하게 돼요.

일반적으로 런지, 스쿼트 등 무릎을 구부리는 동작을 할 때 무릎이 발끝보다 앞으로 나가면 안 된다고 알고 있다. 무릎이 발끝보다 앞으로 나가면 몸의 무게중심이 앞으로 밀리고 체중이 무릎 관절에 실려 관절 부상의 위험이 있다는 것이다.

하지만 사람마다 체형이 다르기 때문에 무조건 무릎이 앞으로 나가면 안 된다는 말은 모두에게 적용될 수 없다. 상체와 무릎 아래 하지의 정렬을 함께 보지 않고 무릎의 주의사항만 신경 쓰는 것은 무릎 외의 다른 신체 부위의 부상 위험을 증가시키는 원인이 되기도 한다.

동작을 하면서 통증이 있는 것이 아니라면 자유롭게 움직여도 괜찮다. 일단 움직여야 동작을 정확히 할 수 있다. 처음부터 동작을 정확하게 할 수 있는 사람은 없다.

다만 잘못된 동작을 무한 반복하는 것은 **의미가 없으니 몸의 특징에 대해 이해해야 한다.** 운동에 관심이 있는 분들은 슬로우 버피, 플랭크, 런지, 스쿼트 등의 이름을 들어 본 적이 있을 것이다. **많**이 알려져 있기 때문에 운동의 기본이라 생각되어서 이것**부터 시작**하는 분들도 많다. 하지만 사실 이 동작들은 생각보다 난이도가 높은 동작이다.

이런 동작을 무턱대고 잘하고 싶어서 무한 반복한다? 시간이 꽤 걸리는 일이라 추천하지 않는다. 다시 말해 **스쿼트나 런지를 잘**하고 싶다고 **해당 동작만 끊임없이 연습**하는 것보다 **다른 동작도 함께 복합적으로 해 주는 것이 좋다는 뜻이다.**

한 동작 무한 반복보다
여러 가지 동작을 동시에

먼저 움직임의 범위를 말하는 가동성에 대해 이해해야 한다. 가동성은 유연성과 근력이 동시에 수반되는 개념이다. 스쿼트를 예로 들어 보면 무릎을 구부려 엉덩이를 낮출 때 골반, 허벅지, 종아리 그리고 무릎 관절을 얼마만큼 이용할 수 있느냐에 따라 앉을 수 있는 각도가 사람마다 다르다. 더 깊고 안정적으로 앉을수록 '스쿼트의 가동성이 높다'고 이야기할 수 있다. 즉 관절의 가동성과 근력이 모두 뒷받침되어야 정확한 동작을 수행할 수 있다.

근육은 서로 유기적으로 연결되어 있다. 팔을 움직일 때 팔 근육 혼자서 팔을 들고 내리는 것이 아닌 머리 가장 아래쪽부터 시작해서 요추(허리 위쪽)까지 연결되어 있는 승모근과 광배근 등 모든 근육들이 수축하고 신장하면서 팔의 움직임을 만든다.

다시 말해 어느 한 동작을 반복해서 그 동작의 완성도를 높이기보다 여러 가지 근육 운동을 통해 전체적인 몸의 가동성을 높이는 것이 좋다.

스쿼트는 골반의 유연성을 이용해 엉덩이를 뒤로 보내야 하고 허벅지의 근력으로 몸을 단단히 지지해 줘야 한다. 상체를 세우려면 복부와 등 근육도 강화되어야 한다. 반대로 몸의 어느 한 부분이 약하다면 동작이 무너지거나 정확성이 떨어지고 부상이 따를 수 있다.

내가 처음 요가를 배울 때 몇 달간 해도 안 되던 물구나무서기가 어느 날 갑자기 되는 경험을 한 적이 있다. 골고루 운동을 하다 보니 기초 근육이 강화되어 가능했던 것이다. 여러 부위의 운동을 하다 보면 어느 순간 한꺼번에 안 되던 동작들이 연이어 되는 경험을 할 것이다.

처음부터 어려운 동작을 하기 힘들다면 다음 쪽에 나오는 초보자를 위한 변형 동작부터 시작해 보라. 만약 수술 부위가 있다면 꼭 전문 트레이너에게 상담해 자신에게 맞는 정확한 동작과 가동 범위를 아는 것이 필요하다.

초보자를 위한 변형 동작

☑ 스쿼트

스쿼트는 처음부터 잘하려고 하는 것보다 단계적으로 나누어 하는 것을 추천한다. 선 상태에서 단계를 나누어 보자.

① 가장 초보자에게 추천한다. 무릎을 약간만 구부리고 등을 펴준 후 엉덩이를 살짝만 뒤로 빼 주었다가 다시 제자리로 돌아와 서는 동작이다. 하체 힘을 기르고 엉덩이 근육의 수축과 이완을 느낄 수 있다.

② 중간 높이 스쿼트이다. 일반적으로 스쿼트는 무릎높이 혹은 그보다 약간 높은 곳까지 엉덩이를 낮춘다. 하지만 처음부터 엉덩이를 깊게 앉을 때 초보자는 무릎이나 발목 부상의 위험이 있다.

③ 앞의 동작들이 익숙해졌다면 이제는 제대로 된 스쿼트를 해 보라.

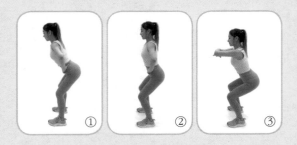

☑ 런지

런지도 마찬가지다. 스쿼트처럼 끝까지 무릎을 구부리기 전에 반 정도만 내려가서 높이 조절을 하면서 런지에 필요한 근육 강화를 먼저 해 준 후에 정식 런지를 진행하라.

☑ 슬로우 버피

슬로우 버피는 플랭크와 스쿼트를 동시에 할 수 있는 아주 좋은 전신 운동이다. 초보자는 천천히 진행하면 된다.

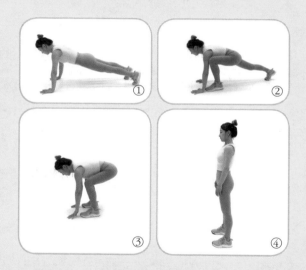

꼭 PT를 받아야 하나요?

Q. 운동을 하겠다고 센터에 등록했다가 가지 않아서 버린 돈만 합쳐도 소형차 한 대는 샀을 거예요. 1대 1 수업은 받아 본 적이 없지만 결국 가지 않으면 똑같으니까 꼭 PT가 필요한 건지 모르겠어요. 요즘은 홈트로 할 수 있는 영상이나 어플도 많잖아요. 더구나 아이 키우면서 시간 내기도 힘든데 꼭 PT를 받아야 하나요?

운동을 처음 시작할 때 퍼스널 트레이닝을 받으면 기초를 탄탄히 다질 수 있다. 자신의 체형적 특성을 파악하고 그에 맞는 운동이 어떤 것인지 알고 운동을 하기 때문이다.

대신 아무것도 모르는 상태에서 퍼스널 트레이닝을 받으면 성장할 만한 질문은 할 수 없다. 선생님이 시키는 것을 따라가기도 버겁기 때문이다.

사람마다 추구하는 운동 스타일이나 학습 스타일이 다르다. 기초부터 탄탄히 하는 것을 중요하게 생각한다면 PT를 먼저 받는 것을 추천한다.

반면 운동을 혼자 하다가 어느 정도 지난 시점에 퍼스널 트레이닝을 받으면 운동에 대한 이해와 운동 능력이 급격하게 성장한다.

사실 많은 분들이 운동을 처음 시작하면 내 몸이지만 몸을 어떻게 움직이는지 잘 모른다. 누워서 골반을 위아래로 움직여 보라고 했을 때 '골반이 어떻게 위아래로 움직이지?'라고 생각하거나 가슴만 내밀었다가 다시 등을 동그랗게 말면서 가슴을 넣어보라고 했을 때 무슨 말인지 이해를 못하는 분도 있다.

즉 몸을 움직여 본 후 퍼스널 트레이닝을 받으면 그동안 안 되던 동작에 대해 질문하고 피드백을 받으며 짧은 시간에 나아지는 것이다. 하나를 알려 주면 5~6개의 연결된 움직임에 적용하기 때문이다.

퍼스널 트레이닝은 자신의 장단점을 파악하고 체형적 특성을 인지할 수 있는 장점도 있다. 만약 발목에서부터 무릎까지의 길이가 다른 사람보다 길면 스쿼트를 할 때 발의 각도와 무릎의 위치가 일반적으로 알고 있는 정렬과 달라야 한다. 무릎 관절이나 손목 관절이 약하면 플랭크나 스쿼트를 할 때 관절에 부담을 주지 않는 변형된 동작으로 해야 한다. 이처럼 퍼스널 트레이닝을 받으면 자신에게 맞는 동작을 배울 수 있다는 장점이 있다.

좋은 트레이너를 고르는 법

그럼 좋은 트레이너는 어떻게 고를 수 있을까? 회원권을 무작정 끊게 유도하는 트레이너는 피하는 것이 좋다. 사람마다 퍼스널 트레이닝을 받아야 하는 기간이 다르다. 평생 퍼스널 트레이닝을 이어갈 수 없는데도 불구하고 재등록 혹은 기간이 긴 회원권만 권유하는 트레이너는 비즈니스에 더 치중해 있는 트레이너다.

나에게 맞는 트레이너는 어떤 성향인지도 파악해 보면 좋다. 여자 트레이너가 편한지, 남자 트레이너가 편한지부터 강하게 밀어붙여서 승부욕을 자극시켜 주는 트레이너가 좋은지, 당근을 주면서 격려해 주는 트레이너가 좋은지도 생각해 보라.

강사이기 전에 나도 인간이기 때문에 나랑 맞지 않는 회원님도 분명 있다. 나는 독설로 자극을 줘서 성장을 이끌어 내지 않는다. 오히려 그렇게 하면 회원님의 마음이 다치지는 않았을까 수업 후에도 걱정이 된다. 나는 잘했다고 다독이고 못하는 것보다 잘한 것에 초점을 맞춰서 하고 싶은 마음을 끌어내는 유형이다.

나와 맞지 않을 것 같은 회원님이라면 정중하게 다른 강사를 소개시켜 주기도 한다. 트레이너도 회원님과 수업을 하는 시간이 즐겁고 회원님도 트레이너를 만나러 오는 발걸음이 가벼우려면 이 두 사람의 합이 굉장히 중요하다고 생각한다.

이런 고려사항 없이 무조건 3개월만 하면 완전히 변한다고 말하는 트레이너는 주의해야 한다. 가능하면 체험수업을 해 보는 것이 좋다. 말로만 하는 것과 실제 수업을 하는 게 다를 수 있기 때문이다. 또 나와 스타일이 조금 다르지만 체험수업을 해 보니 실력이 뛰어나서 퍼스널 트레이닝을 받기로 결정할 수도 있다.

운동에 대한
이해와 능력이 급성장한다

꼭 퍼스널 트레이닝이 아니어도 그룹수업을 한두 달 정도 들어 보는 것을 추천한다. 전문 강사와의 시간을 가져 보는 것이 좋기 때문이다. 좋은 강사들은 그룹수업이라도 수업시간에 한 명 한 명의 회원에 맞춰 코칭을 하고 수업 전후의 질문에도 성심성의껏 대답해 준다.

이런 피드백이 없어도 수업시간 안에 강사와 다른 회원들과 같이 호흡하는 것은 혼자 할 때와는 또 다른 에너지를 줘서 자신을 성장하게 만든다. 홈트를 2~3년 해도 괜찮다. 그러다 자신의 여력이 될 때 전문가를 찾아가 수업을 받아 보라. 그룹수업, 개인수업 무엇이든 좋다.

나는 아이를 출산하고 수업을 들으러 나갈 시간이 없었다. 그때 운동에도 정체기가 온 터라 나의 전문 분야(필라테스)가 아닌 다른 운동을 홈트로 시작했다. 몸을 이렇게 쓰는 게 맞는 건가, 자극이 오는 부분이 여기가 맞는 건가 정말 모르겠었다.

그래도 몸을 움직인다는 것에 의미를 두고 2년 정도 틈틈이 했고, 그 후 아이가 좀 큰 뒤에 그룹수업을 들을 기회가 생겼다. 강사님이 지나가며 한 번 골반 위치를 맞춰 주고 손끝의 방향을 바꿔 주었는데 신세계가 열린 느낌이었다. '아하!' 하는 느낌표가 마구마구 솟아올랐다.

아이 때문에 수업을 들으러 갈 체력도 상황도 되지 않는다면 나중을 위해 계속 몸을 움직여라. 이 시간들이 모여 나중에 트레이너와 만나게 되었을 때, 여러분에게 커다란 느낌표를 가져다 줄 것이다.

운동 중 호흡은
어떻게 해야 할까요?

Q. 조금만 어려운 동작을 하면 얼굴이 벌개져서 이 세상 운동은 혼자 다 한 것 같은 얼굴이 되고 말아서 너무 창피해요. 아무래도 호흡을 제대로 못하기 때문인 것 같은데요. 운동 강사님은 늘리려는 근육에 호흡을 보내 이완시키라는데 이게 무슨 말인지도 솔직히 이해가 안 되고 조금만 어려운 동작을 하면 저도 모르게 숨을 참게 돼요.

호흡은 살아가는 데 있어서 매우 중요하다. 감정 조절을 호흡이 도와주기도 한다. 일반적으로 화난 사람이 고래고래 소리를 지를 때 어떤 모습인지 그려 보라. 턱을 들고 눈을 뒤집고 삿대질을 하는 모습이 떠오르지 않는가? 이렇게 흥분 상태가 되면 턱과 어깨가 들리고 호흡이 가빠진다. 그러면 산소가 충분히 들어가고 나오지 못해 씩씩거리게 된다.

반대로 명상을 할 때는 어떤가? 턱을 당기고 척추를 곧게 펴고 앉아서 깊은 호흡을 한다. 신체 정렬을 통해 호흡이 들고 나는 통로를 잘 만들어 주는 것이다. 화가 났을 때 호흡만 잘해도 어느 정도 감정이 가라앉는다. 이렇게 호흡은 우리의 감정과 신체를 조절하는 역할을 한다.

운동을 할 때 숨을 내쉬고 들이마시라는 이야기를 많이 들어 봤을 것이다. 들고 나가는 호흡을 몸과 잘 맞춰 주면 근육이 더 잘 늘어나고 더 잘 수축한다. 호흡이 잘되지 않으면 긴장도가 높아져서 불필요한 부위에 긴장이 들어가기도 한다.

초보자라면 호흡에 너무 신경 쓰지 않아도 된다. 일단 동작을 익히는 데 중점을 두어야 한다. 초보자들이 동작을 하면서 호흡을 제대로 하기란 여간 어려운 일이 아니다. 다만 명심할 것은 절대 호흡을 참는 것은 안 된다.

처음에는 호흡을 신경 쓰지 말고 하다가 어느 정도 반복을 통해 동작이 몸에 익숙해졌다면 그다음에 호흡과 동작을 맞춰 보라.

올바른 호흡을 만드는
긍정적인 마음

올바른 호흡법은 근육이 수축할 때 내쉬고, 이완될 때 마시는 것이다. 예를 들어 뒤로 누웠다가 상체만 일으키는 싯업 동작을 할 때 등 근육이 어떻게 변하는지 알면 호흡을 제대로 할 수 있다. 뒤로 누우면 등 근육은 일자가 되면서 수축한다. 등을 동그랗게 만들며 올라올 때는 등 근육이 늘어난다.

하지만 싯업은 복부를 자극하기 위한 운동이다. 복부 근육은 어떻게 될까? 등 근육과 반대로 움직인다. 뒤로 상체를 눕힐 때는 복부 근육이 길어지고, 상체를 말아서 올라올 때는 복부 근육이 짧아지는 것이다. 자극을 주고 싶은 근육이 수축했을 때 숨을 내쉬어야 하므로 상체를 말아 올라올 때 숨을 내쉬면 제대로 된 호흡이다.

또 가능한 깊게 호흡을 하려고 노력해야 한다. 호흡을 어떻게 하는지에 따라서 몸의 순환이 더 잘되기도 하고 땀을 더 많이 배출시키기도 한다. 더불어 속근육까지 자극할 수 있다.

나는 다이어트로 인해 위축되면서 마음뿐 아니라 몸도 닫히는 경험을 했다. 어느 순간 가슴 위쪽 갈비뼈가 점점 올라왔고 얕은 호흡만 하고 있었다. 오랜 시간 유지한 잘못된 호흡과 체형을 되돌리는 데는 5년 이상의 시간이 걸렸다.

호흡을 제대로 만드는 가장 효과적이었던 방법은 다른 사람에게 어떻게 보일까 걱정하고 착하고 예쁘게 보이고 싶은 마음을 버리려고 한 것이다. 나는 내가 내향적인 줄 알았다. 매번 외출을 하고 오면 탈진할 정도로 피곤함을 느꼈는데 이런 마음을 버리니 타인을 만나는 자리가 그렇게 편하고 좋을 수가 없었다.

몸과 마음은 연결되어 있다. 마음이 편해야 몸도 자유로워지고 반대로 몸이 편해야 마음도 편해진다. 호흡이 어렵다고 호흡만 연습하는 것보다 '나는 할 수 있다', '나에게 생긴 일은 충분히 일어날 수 있는 일이고 나는 그 일을 다룰 수 있다'고 되뇌어 보라. 몸과 마음은 똑같아지려는 경향이 있어 마음먹은 것처럼 호흡도 좋아질 것이다.

식사 전후
언제 운동해야 하나요?

Q. 다이어트를 하는 사람에게는 보통 공복 운동을 권하더라고요. 공복에 해야 몸이 지방을 먼저 쓴다고 들었어요. 그런데 저는 아침에 일어나서 운동을 하면 힘이 너무 없고 어지러워요. 그렇게 하루를 시작하면 하루 종일 기운도 없고요. 과체중이라 살은 꼭 빼고 싶은데, 공복 운동을 안 하면 살이 많이 안 빠질까요?

나는 지방을 태우기 위한 공복 운동이 본인에게 맞지 않는데 억지로 하라고 권하지 않는다. 차라리 식사 후에 좋은 에너지가 생겼을 때 하는 것을 적극 추천한다.

다만 식사 후에 운동을 하면 속이 더부룩하거나 배가 나와 있기 때문에 복부운동을 할 때 버거울 때가 있다. 때문에 식사 후 바로 운동하는 것은 좋지 않다. 역류성 식도염 증상이 있지 않아도 구토 증세가 나타날 수도 있다. 보통은 식사 후 1~2시간 후에 운동할 것을 추천한다.

내가 편하고 좋은 때가
가장 좋다

만약 아이들을 돌봐야 해서 식사 후에도 운동할 시간이 없다면 아이들이 잠들고 난 후에 운동을 하라. 즉 살을 빼려면 반드시 공복 운동을 해야 한다는 것에는 동의하지 않는다는 뜻이다.

나에게 적절한 운동량을 정했더라도 더 늘리거나 줄일 수 있고, 하다 보면 운동을 하는 시각도 유동적으로 바꿀 수 있다. 일단 하는 게 중요하다. 즐거운 운동을 위해 몸을 움직여라. 그 후에 포기하지 않고 할 만큼 운동이 즐거워지면 루틴을 정해도 보며 여러 방식으로 시도해 보라. 정해진 방식은 없다. 내가 가장 편하고 오래 할 수 있는 방식이 가장 좋은 것이다.

복근 운동을 할 때
목이 아픈데 계속해도 되나요?

Q. 운동을 시작하고 얼마 안 돼서 싯업 동작을 하는데 목 뒤쪽이
너무 당기고 무거워서 상체를 매트에서 들 수 없었어요. 목에
문제가 있는 줄 알고 병원에 갔더니 의사 선생님께서는 복근 힘
이 없어서 그렇다고 괜찮다고 하시며 돌려보내더라고요. 목이
너무 아픈데도 복근을 키우려면 이 동작을 계속해야 하나요?

몸은 한 번 부상을 당하거나 문제가 생기면 그 이전의 원래
상태로 돌아가기 매우 어렵다. 회복을 해도 100%가 아닌 경우가 많
다. 그렇기 때문에 최대한 부상을 당하지 않도록 운동하는 것이 좋
다. 특히 손목이나 무릎의 관절은 부상의 위험이 다른 부위에 비해

커서 조심해야 한다.

처음에는 그저 불편한 느낌으로 시작해도 통증으로 이어질 수 있기 때문에 불편감이 계속되거나 찌릿한 통증이 느껴지면 아무리 바빠도 운동을 하기 전에 의사 선생님과 상담을 해야 한다.

대체 동작으로
복근 운동을 하라

나 역시도 목 뒤쪽이 조금만 피곤하면 당기고 불편함을 느끼곤 했다. 특히 운동을 처음 시작했을 때는 배에 근육이 없으니 복근 운동을 할 때 목이 무척 아팠다. 복근 대신 목에 힘을 더 주어 상체를 들어 올렸기 때문이다. 출산 후 플랭크를 할 때는 손목 통증이 심했는데 다른 운동을 하면서 자연스럽게 손목 힘이 키워지니 괜찮아졌다.

싯업을 할 때 뒷목이 묵직하고 아프면 싯업을 이어가지 않아도 좋다. 싯업 외에도 복부의 힘을 키워 주는 동작은 많다. 최대한 불편하지 않은 동작으로 복부를 자극하라. 아프다고 포기하지 말고 다른 동작을 찾아 꾸준히 하면 된다.

싯업 대신 할 수 있는 복근운동

추천하는 동작은 싯업과 반대로 앉은 상태에서 내려가는 것이다. 먼저 매트에 앉은 상태에서 양발을 골반 너비로 벌리고 양손은 앞으로 나란히 한다. 천천히 상체를 눕히며 바닥 가까이 내린다. 이때 복부가 약간 떨리는 지점까지 혹은 목과 어깨에 긴장이 들어가기 직전까지 내려갔다 올라갔다 한다. 목의 자극은 싯업보다 덜 하고 복근의 자극은 비슷하게 취할 수 있는 동작이다.

다음의 영상은 초보자를 위한 복근운동 영상으로 누워서 다리를 움직이는 동작을 포함해 따라 하기 쉬운 동작들로 구성해 놓았다. 또한 복근운동을 할 때 허리 통증을 호소하는 분들을 위한 영상도 있으니 참고하길 바란다.

1. 초보자를 위한 복근운동

2. 허리 통증 없는 복근운동

플랭크를 제대로 하려면
얼마나 걸리나요?

Q. 운동할 시간을 빼는 게 쉽지 않아서 요즘 SNS에 많이 인증하는 30일 플랭크 챌린지에 도전하고 있어요. 짧은 시간만 해도 전신운동이 되어서 좋다고 해서요. 첫날은 20초로 시작해서 마지막 날에는 5분을 버텨야 하더라고요. 이제 일주일이 되어서 아직 1분도 안 하는데 팔이 너무 떨리고 배가 너무 당겨서 힘드네요. 포기하고 싶은 마음도 슬슬 올라오고요. 플랭크만 제대로 해도 체력이 좋아지고 복근도 생긴다고 해서 꼭 마스터하고 싶은데… 얼마의 시간을 투자하면 플랭크를 제대로 할 수 있을까요?

이 질문은 꽤 자주 받은 질문이기도 하고 내가 운동을 막 시작했던 꼬꼬마 시절에도 궁금했던 것이다. 플랭크를 얼마나 해야 제대로 하고, 라운드 숄더는 얼마나 교정해야 펴지는지 고민해 본 적이 있는가? "3달만 투자하면 완성됩니다!"라는 정확한 답변을 받으면 3개월 동안 묻지도 따지지도 않고 마음 편히 노력할 텐데 말이다.

사람마다 조건이 다르기 때문에 몇 개월만 하면 된다고 말할 수는 없다. '이런 답변은 누구나 할 수 있는 거 아니야?'라고 생각할 수도 있다. 하지만 그것이 사실이다. 그동안 어떻게 운동을 했는지, 얼마나 했는지 그리고 어떤 상태인지에 따라 동작이 완성되기까지 걸리는 시간이 모두 다르다.

플랭크, 스쿼트, 런지처럼 완벽히 마스터하고 싶은 특별한 동작이 있다면, 원래 자신의 운동 루틴에 그 동작을 15~20개 한 세트로 2~3세트씩 주 3회 정도 추가하라. 해 오던 운동 뒤에 넣는 게 아니라 틈새 운동으로 따로 빼 주는 것이다. 일생생활 속에서 습관처럼 운동을 하는 것이다.

또한 그 동작과 관련된 근육 외에도 다양한 근육의 힘을 키워 주는 게 제일 좋다. 앞서 말한 것처럼 어떤 근육의 수축과 신전은 다른 근육과 연결되어 있기 때문이다.

일상생활 속
습관으로 자리 잡도록

라운드 숄더를 펴는 운동, 골반 교정 등과 같이 단순한 자세가 아닌 신체의 정렬을 바로잡는 것일 경우에는 시간이 좀 더 걸린다. 부정렬이 시작된 후 자신이 문제라고 느끼기까지 생각보다 오랜 시간 지속해 온 경우가 많기 때문이다.

운동도 중요하지만 무엇보다 생활 습관이 제일 중요하다. 앉아 있을 때 다리를 꼬거나 서 있을 때 짝다리를 짚지 않는지 체크해 보라. 엉덩이를 앞으로 빼고 허리는 등받이에 닿은 채로 누운 듯이 앉아 있지는 않는가?

나는 둘째를 출산한 후 골반이 심하게 틀어졌었다. 어느 날 설거지를 하는데 오른 다리에 무게를 모두 싣고 있는 나를 발견했다. 그때부터 일상생활을 관찰해 보니 소파에 앉을 때도 컴퓨터를 할 때도, 심지어 침대에 누워 있을 때도 모두 한쪽으로만 치우쳐 있었다.

물론 사람이 일상생활을 하면서 정확히 반반으로 균형 있게 움직이기란 어렵다. 하지만 나는 필라테스 강사였기에 적잖은 충격을 받았다. 그 순간부터 눈을 뜨고 있는 순간에는 몸의 균형을 맞춘 움직임을 하리라 다짐했다.

　속으로 '진짜 피곤하게도 산다. 이렇게까지 해야 해?'라며 그냥 운동할 때만 신경 쓸까도 고민했지만 그렇게 생활 속에서 노력을 하니 더 빨리 교정이 되었다. 생활 속 습관을 놓치지 않으면 더 빨리 원하는 목표에 도달할 것이다.

식단과 운동,
무엇이 더 중요한가요?

Q. 운동을 만족스럽게 한 날은 체력 소모가 많기 때문인지 꼭 먹을 게 더 당겨요. 버티다 버티다 참지 못하고 그날의 식단을 초과해서 먹는 경우가 종종 생기더라고요. 다이어트를 할 때 식단이 운동보다 더 중요한가요? 운동을 아무리 열심히 해도 식단 관리를 못하면 건강한 돼지가 될 뿐이라는 말을 들은 적이 있어 걱정스러워요. 그럼 운동량이나 강도를 조금 줄여서라도 식단을 잘 지키려고 해요.

나 역시 처음 운동을 시작할 때는 운동을 열심히 하면 힘들어서 식단에 없는 다른 음식에 손을 대게 되었다. 그럼 어차피 망한 거

오늘은 그냥 마음대로 먹자는 마음이 생겼다. 반면 식이를 잘한 날은 힘이 없어 운동을 못하는 날이 대부분이었다.

초보자라면 운동과 식이를 지키기 어려운 게 당연하다. 나는 다이어트를 다시 시작할 때마다 운동과 식이 계획을 거창하고 완벽하게 세우느라 많은 시간을 할애했다. 어쩌면 그 시간이 가장 즐거워서 그 자체를 즐겼던 것 같다. 하지만 운동과 식이 중 어느 것도 목표를 달성하지 못하고 금세 운동량을 줄이거나 운동 종류를 바꿨고, 식이는 어떻게 먹어야 할지 다시 고민에 빠지고 말았다.

운동을 만족스럽게 하면 식이가 무너진다는 질문자의 경우는 두 가지 이유를 생각해 볼 수 있다. 운동이 자신의 체력보다 너무나 높았거나, 몸이 운동에 적응하는 과정이거나.

운동의 난이도가 너무 높으면 식이가 무너지기 쉽다. 자신의 체력보다 약간 높은 정도가 제일 좋다. 여러 가지 운동을 해 보고 자신의 수준보다 약간 높은 수준을 찾아서 루틴을 구성해야 한다. 너무 자신의 수준에만 맞춰서 운동을 할 경우, 성장 속도가 더딜 수 있다.

반면 몸이 운동에 적응하는 과정이라서 식이가 종종 무너진다면, 약간 섭취량이 늘어나도 운동을 꾸준히 이어가는 것을 추천한다. 아침, 점심, 저녁 식단을 완벽하게 짜 놓고 실행하려 하지 마라. 분명히 며칠 못 가서 다시 계획을 세워야 할 테니 말이다.

나쁜 식이 습관을
빼는 것에서 시작하라

내가 찾은 방법은 완벽한 식단을 처음부터 하는 것이 아니라, 나의 먹는 습관 중 가장 고치고 싶은 습관 1, 2, 3번을 적어 빼는 것이었다. 평소 하던 식이는 그대로 하되 한 가지만 빼는 것이다. 1번 습관을 빼는 것이 적응됐다면 그다음 2번 습관을 뺀다. 이런 식으로 3번까지 빼 보라. 그럼 더 이상 뺄 것이 없고 무언가를 바꿔야 할 시기가 온다. 그때 식사시간을 변경하거나 먹는 구성을 다르게 해 보라.

나는 가장 없애고 싶은 습관이 늦은 밤 하는 폭식이었다. 그렇게 적고서도 폭식을 하면 합리화를 했다. '늦은 밤 폭식만 하지 않기로 했으니까 조금만 먹어 볼까?' 라고 말이다. 그렇게 스스로와 싸우며 3주를 보내니 폭식을 자제하는 습관이 어느 정도 자리를 잡았다고 느껴졌고 다음 순서인 2번 습관을 빼기로 했다.

2번 습관은 간식을 먹는 것이었다. 간식 안 먹기는 너무 어려웠다. 너무 어려운 습관 교정이라는 생각이 들어 계획을 수정했다. 초콜릿, 아이스크림, 인스턴트 음식을 간식으로 먹지 않기로 말이다. 3주면 가능했던 첫 번째 습관보다 자리 잡기까지 시간이 오래 걸렸다. 1년이라는 시간이 지나고 겨우 익숙해졌다.

운동과 식이,
쉬운 것에 좀 더 집중하기

운동과 식이 어느 것도 덜 중요한 것은 없다. 운동과 식이가 적절히 뒷받침되어야 원하는 몸을 만들 수 있기 때문이다. 사람마다 어려워하는 부분이 다르니 조금 덜 힘들게 느끼는 부분에 집중해 보라.

식단이 어렵다면 운동에 집중하고 식이는 앞서 말한 방법처럼 나쁜 습관을 빼는 것에서 시작해 보는 것이다. 운동을 할 때도 동작의 정확성을 너무 완벽히 하려고 애쓰지 않아도 괜찮다. 동작이 맞는지 틀린지 신경 쓰는 것보다 여러 동작을 많이 해 보면서 느낌을 찾는 게 중요하다. 혹은 운동과 식이 중 더 어렵게 느껴지는 것 먼저 집중해도 좋다. 어렵게 느껴지는 부분이 어느 정도 자리 잡게 되면 나머지는 좀 더 수월하게 루틴이 된다.

운동도 식이도 한꺼번에 완벽히 하려고 하면 스트레스를 받아 두 가지 모두 집중하기 힘들다. 하나씩 변화시키는 과정을 통해 목표한 계획에 도달해야 한다.

체중이 변하지 않아요

Q. 운동은 저녁에 30~40분 정도 스트레칭과 전신운동을 위주로 하고 있어요. 아침은 아이들 챙기고 출근 준비도 해야 해서 뭘 챙겨 먹을 여유가 없고요. 점심은 회사 구내식당을 이용하고 있어요. 그나마 너무 맵고 달고 짠 식단이 아니라서 괜찮다고 생각해요. 저녁은 가족이 모여서 먹으니까 신경 써서 차려 먹고 가끔 남편이랑 술 한 잔을 하기도 해요.

다이어트를 처음 시작했을 때 4~5kg이 줄었는데 1년 반이 지난 지금은 체중 변화가 없어서 재미가 없네요. 운동도 식이도 나름 하고 있는데, 무슨 문제라도 있는 걸까요?

운동과 식이를 하는데도 체중이 좀처럼 변하지 않는다는 분들이 많이 있다. 이런 고민을 가지고 있다면 체크해 봐야 할 것이 있다. 정말 식이와 운동을 잘하고 있는지, 다이어트 이전에 비해 잘하고 있는데도 체중이 변하지 않는지를 점검해야 한다. 생각보다 많은 분들이 다이어트를 한다고 하지만 의외로 그렇지 않은 생활을 하고 있기 때문이다. 질문자의 식단을 꼼꼼히 살펴보자.

 질문자의 평소 식단

- 아침: 바나나와 고구마, 떡, 베이글 등. 먹지 않는 날도 있음
- 점심: 구내식당 이용
- 저녁: 집밥. 간혹 남편과 함께 반주
- 간식: 회사에서 초코파이 등 과자 1~2개

처음 다이어트를 시작하면 작은 자극도 크게 느껴지기 때문에 몸이 반응을 한다. 예를 들어 간식 혹은 야식만 줄여도 체중이 감량된다. 식이는 그대로 유지하고 운동의 강도를 약간만 높여 줘도 체중계가 움직인다. 하지만 그 기간이 길어질수록 몸은 적응하고

만다. 운동과 식단을 어떻게 하고 있는지 객관적으로 평가하기도 힘들어진다.

질문자의 식단을 보고 어떤 생각이 드는가? 다이어트가 아닌 일반인의 식단이라면 문제가 없다. 하지만 다이어트를 하는 분이라면 약간의 수정이 필요하다.

 질문자에게 추천하는 식단

☑ 아침, 점심, 저녁을 최대한 비슷한 양으로 먹고
　절대 거르지 않을 것
☑ 저녁보다 아침을 더 신경 쓸 것
☑ 회사에서 먹는 간식을 끊을 것
☑ 술을 줄이거나 끊을 것
☑ 다이어트 기간이나 객관적인 목표를 정할 것

이것들을 한 번에 모두 바꾸지 않아도 된다. 무리하게 한꺼번에 교정하는 것보다 점진적으로 한두 개씩 바꿔 보는 것이 좋다. 가장 하기 편한 것부터 말이다.

식단과 운동량을
객관적으로 평가하기

다이어트는 기간이나 목표 체중을 정해 놓고 해야 한다. 몸은 변화하기 때문에 그에 맞는 운동과 식이로 계속해서 변경해야 하기 때문이다. 자신의 현재 상태를 객관적으로 판단하면 앞으로 나아갈 수 있다.

그러기 위해서는 자신의 몸을 사진으로 남겨 보는 것이 좋다. 앞, 뒤, 양옆의 사진을 찍어 보라. 몸에 딱 붙는 옷을 입고 사진을 찍어 두면 체중이 변하지 않는다고 해도 몸의 라인이 달라지는 것을 눈으로 확인할 수 있다. 체중만으로 내가 잘하고 있음을 확인하지 않아도 되기 때문에 체중 강박에서 벗어날 수 있고 실제로 몸이 변화하는 것을 눈으로 보기 때문에 효과적으로 동기부여가 된다.

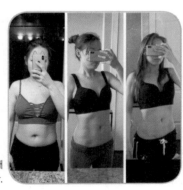

둘째를 출산하고 다이어트 정체기가 왔을 때
눈바디용으로 사진을 찍었다.

최소 3개월은 기복 없이 꾸준히 운동과 식이를 해야 한다. 그래야 변화가 눈에 보인다. 그렇게 하고 나서도 변화가 없다면 운동과 식이를 다시 한 번 점검해야 한다.

정체기가 와서 변화하지 않는 것을 제외하고 3개월 이상이 되었는데도 같은 상태가 유지된다면 자신의 운동과 식이를 10일 동안 아침부터 자기 전까지 빠짐없이 기록해 보라. 분명 원인이 있을 것이다. 이전의 식이와 운동을 적어 놓은 기록물이 없다면 기억으로 대충 이전의 10일을 평가하려 하지 말고 현재부터 입에 들어가는 모든 것을 적고 운동을 기록해 보라. 그래야 정확한 평가가 가능하다.

눈바디로 비교해도 자신의 눈에는 하나도 변한 것이 없게 보일 수도 있다. 하지만 한 달, 두 달 차곡차곡 모아 놓으면 영상처럼 스르륵 변화되는 부위가 보일 것이다. 당장에 변화가 느껴지지 않는다면 처음 시작할 때 찍어 두었던 사진과 현재의 사진을 붙여 놓고 다른 사람에게 보여 줘서 평가를 받아 보는 것도 좋다. 남편 혹은 친구, 엄마 등 주위에 객관적으로 판단할 눈을 가진 사람이라면 좋다. 급하게 생각하지 말고 체중이 변화하지 않는다 해도 몸 안의 시스템과 세포가 변화한다고 믿고 하던 대로 이어가길 바란다.

어떤 것부터 해야 할지
모르겠어요

Q. 저는 어깨 통증이 있고 거북목이 심해서 6년 전 1년 넘게 물리
치료를 받았어요. 물리치료사가 격한 운동은 좋지 않고 스트레
칭을 열심히 하라고 해서 그렇게 지냈어요. 그런데 최근에 목
이 점점 뻐근해지고 체중도 늘고 체력도 많이 떨어져서 운동을
시작했어요. 하지만 자꾸 물리치료사 말이 떠올라서 운동을 계
속해도 되는 건지 두렵네요. 저 같은 사람은 어떤 운동부터 시
작해야 하나요?

목과 어깨의 통증이 있다고 단순히 목과 어깨만의 문제가 아
닐 가능성이 많다. 즉, 다른 부위의 불균형으로 인해 목과 어깨 통증

이 발현되는 경우가 꽤 있다. 두 군데 이상의 정형외과에 방문해서 자신의 몸 상태가 운동을 해도 되는 것인지, 운동을 한다면 어떤 강도를 추천하는지 진료를 받아 보라. 또 자신의 통증이 어디서부터 시작되었는지 원인이 무엇인지도 질문해 보라.

즐거움을 주는 운동부터
일단 시작해 보라

일단 몸을 편하고 즐겁게 움직이는 게 필요하다. 몸에 불편한 부위가 있고 동작을 긴 시간 동안 정확히 하는 게 어렵다면 운동 루틴을 지키는 것이나 고강도의 운동만 고집하지 말고 몸을 움직이는 것에 의의를 두라. 몸에 무리를 주지 않는 선에서 즐거움을 주는 운동을 찾아서 지속해 보라.

동작이 정확한지 따지기 전에 몸을 움직이는 자체가 운동이 된다는 생각을 가져야 한다. 처음 운동을 시작할 땐 운동의 루틴, 정확성이 크게 중요하지 않다. 운동을 얼마나 즐겁게 지속할 수 있는지가 가장 중요하다.

어느 정도 몸이 회복되고 스트레칭 외에 다른 운동을 해도 된다고 하면 다양한 운동을 시도해 보라. 질문자는 6년 이상 통증이 지속되었기에 몸의 긴장도가 높을 것이다. 운동시간의 70% 이상을 스트레칭에 쓰는 것보다는 줌바, 요가, 필라테스, 댄스 등등 다양한 운동을 시도해 보라. 한 동작을 길게 유지하는 것이 몸의 긴장을 높인다면 아무 생각 없이 움직일 수 있는 운동을 따라 하는 것도 좋다.

선생님은 엉덩이가 매트에 닿아야 한다는데 나는 왜 닿지 않는 것일까, 왜 다리가 펴지지 않는 것일까 하는 생각은 좌절감만 준다. 문제 부위가 있는데도 매트에서 운동을 하고 있다는 것 자체로 대단한 것이다.

또한 목이나 어깨에 긴장이 심한 분들은 복부운동을 루틴에 넣어 주는 것이 좋다. 허리와 복부가 약하기 때문에 목과 어깨에 긴장이 더 집중되는 경우가 많기 때문이다. 편하게 누워서 할 수 있는 복부운동을 4~7분가량 추가하라.

몸에 불편한 부분이 있거나 초보자라서 어디서부터 어떻게 해야 할지 모르겠다면 일단 몸을 자유롭게 움직이는 것부터 시작하는 것이 좋다. 그렇게 움직여서 3~4년 후에 통증 없이 정렬이 바르고 건강한 몸을 가지면 되는 것이다. 좌절감과 두려움은 넣어 두고 매트에 서라. 그래야 몸도 힘을 낸다. 작은 움직임이 시작이다.

허벅지가 두꺼워질까 봐
운동하기 겁나요

Q. 운동과 식이를 같이 해야 살이 빠진다는 건 알아요. 그런데 근육이 붙는 건 싫어요. 근육이 울퉁불퉁하게 붙은 몸보다는 여리여리 한 몸을 가지고 싶거든요. 종아리나 허벅지가 두꺼워지는 게 싫어서 식이 위주로만 다이어트를 진행하고 있어요. 걱정했던 것보다 살은 잘 빠져요. 체중 감량이 목적이라면 식이만 해도 될까요?

나 역시도 고등학교 때 첫 다이어트를 시작하고 난 후 다이어트 강박이 찾아오자 비정상적으로 마른 몸이 예뻐 보였고 그렇게 되고 싶었다. 뼈밖에 없는 이쑤시개 같은 다리를 가진 여자들을 보면 그렇게 부러울 수가 없었다. 그러다 보니 건강미라는 단어 자체가 와 닿지 않았다.

적당한 근육을 가져서 아름답다는 '건강미'라는 것을 도저히 이해할 수 없었다. 몸에 근육이 붙는 자체가 너무나 싫었으니까 말이다. 운동을 할 때도 '다리에 근육이 붙는 거 아냐?', '엉덩이가 커지는 거 아냐?' 하는 걱정부터 했다. 그래서 허벅지가 두꺼워질까 봐 스쿼트나 런지를 하기 겁이 난다는 고민을 들으면 200% 이해가 된다.

건강미에 대한
올바른 지식을 가져야

우선 건강미에 대한 개념을 제대로 정립할 필요가 있다. 건강미라는 것은 단순히 근육이 많은 몸을 뜻하지 않는다. 지금 내가 이상적으로 생각하는 몸이 일상생활을 문제없이 지속할 수 있고 생활에 활력을 줄 수 있는 몸인지 따져 보라. 건강한 아름다움에 대한 올바른 관점을 가지고 있어야 제대로 된 다이어트를 지속할 수 있다.

또한 자신의 몸에 지방이 더 많은지 근육이 더 많은지 객관적으로 생각해 보라. 사실은 지방이 많아서 근육이 조금만 붙어도 몸이 커져 보일까 봐 걱정하는 경우가 대부분이기 때문이다.

이쑤시개처럼 마른 몸매를 원한다 해도 런지, 스쿼트를 해서 절대로 다리만 울퉁불퉁하게 두꺼워지지 않는다는 것도 운동으로 직접 느껴 보라. 설사 하체에 상대적으로 근육이 쉽게 붙는 체질이라고 해도 운동을 쉬면 그 근육은 금방 빠지기 때문에 걱정하지 않아도 된다.

부분 비만,
해결할 수 있을까요?

Q. 저는 키 163cm에 몸무게는 51kg이에요. 뚱뚱하다고 할 수 없
는 수치인데 실제로 보면 참 둔해 보여요. 부모님께 물려받은
'통자 허리' 때문이죠. 허리 살을 빼고 싶어서 온갖 허리 운동을
다 해 봤지만 마음처럼 체형 교정이 잘 안 돼요. 극복할 수 있는
방법이 있을까요?

10년 이상 수많은 회원님들을 만나 봤지만 자신의 몸에 대해
만족하는 사람은 매우 적었다. 몸의 어떤 부위가 좀 부족하다가 아
니라 부족한 부분을 창피하다 느끼는 경우가 대부분이었다. 이건
체중이 45kg인 회원님이든 80kg인 회원님이든 모두 같은 생각을

가지고 있었다. 우리는 자신의 몸을 부끄럽다고 느끼는 이런 생각 자체를 바꿔야 할 필요가 있다.

오래된 지방을 빼려면
시간이 더 걸린다

누구도 완벽한 몸은 없다. 운동은 자신의 부족한 부분을 최소화하고 장점은 최대화하는 작업이다. 운동으로 콤플렉스를 느끼는 부분을 보완할 수 있다.

먼저 오래된 지방은 빼기 힘들다는 사실을 알아야 한다. 자신의 콤플렉스 부위는 다른 곳보다 그만큼 더 오래 지방을 보유하고 있었을 가능성이 크다.

우리가 음식을 조리할 때 프라이팬에 기름을 사용한 후 바로 씻어 내면 잘 닦이지만 며칠을 그대로 두었다가 기름을 다시 부어 사용하면 묵은 때를 닦기가 힘들다. 혹은 닦지 않고 이 상태로 6개월을 기름을 추가하며 사용했다고 가정해 보자. 며칠 사용한 것과 6개월 사용한 것, 1년 사용한 것 중 어떤 게 기름때를 씻어 내기 가장 어려울까?

우리 몸의 지방도 같다. 살면서 몇 년 동안 방치한 몸 안의 지방을 없애려면 굉장한 노력과 시간이 필요하다. 안 빠지는 부위는 없다. 그전에 포기할 뿐이다.

다른 부위 운동으로
단점을 보완해야

또한 콤플렉스 부분의 지방을 빼려고만 집중하는 것이 아니라 다른 부분의 근육을 강화시키는 것도 필요하다. 부족한 부분이 빠질 정도면 다른 부위는 보기 안 좋을 정도로 말라야 하는 상황이 되기 쉽다.

허리에 콤플렉스가 있다면 잘록한 허리를 위해 허리 운동만 해서는 안 된다. 엉덩이 운동과 광배 운동을 같이 해야 한다. 착시 효과를 주기 위해서다. 같은 둘레의 허리라고 해도 허리와 연결된 광배근(등)과 엉덩이가 볼륨이 있을수록 허리가 얇아 보일 것이기 때문이다.

짧은 다리는 늘릴 수 없다. 넓은 어깨도 줄일 수 없다. 뼈대를 바꿀 수는 없지만 그 뼈에 붙은 근육을 바꾸면 보완이 가능하다.

TV에 나오는 연예인이 기준이 되어 마른 것만이 아름답다고 생각하기 쉽다. 다이어트를 통해 어느 정도 체중감량이 되었다면 이제는 감량보다 '바디 디자인'에 힘써 보라. 단점을 숨기거나 창피해하지 마라. 자신이 가진 마인드나 자신감이 녹아든 태도가 몸의 아름다움을 결정하는 중요한 요소가 되기 때문이다.

운동을 하지 않으면
너무 불안해요

Q. 몸이 예쁘게 변하는 것을 보니 운동이 재미있어졌어요. 땀을 흠
뻑 빼고 나면 그날은 너무 만족스러워요. 운동을 하지 않는 날
은 불안하고요. 그래서 운동을 하지 못할 것 같은 날이면 어떻
게든 몸을 더 움직이거나 운동할 시간을 만들기 위해 스케줄을
조정하기도 해요. 친구들은 이런 저를 보고 너무하는 거 아니
냐고 그러는데, 이렇게 해야 체중이 유지되고 요요가 오지 않는
거 아닌가요? 솔직히 말하면 날씬하고 건강한 몸을 유지하는
저를 질투하는 것 같기도 한데… 이런 제가 이상한 건가요?

나는 절식과 폭식을 반복하다가 운동과 식이를 통해 예쁜 몸

을 만들고 나니 자연스럽게 모든 것이 습관화가 되었다. 하지만 처음부터 그런 것은 아니었다.

몸의 건강뿐 아니라
마음의 건강도 챙겨야

처음에는 식이 강박이 왔다. 친구를 만나거나 외식을 하면 그 다음 날은 거의 굶었다. 먹은 만큼 먹지 않아야 된다는 생각 때문이었다. 당연히 이런 습관은 폭식을 가져왔고 결국 다이어트는 실패했다.

실패를 거듭하고 건강한 식이를 습관으로 만들고 난 후에는 운동 강박이 찾아왔다. 운동을 하지 않은 날은 너무 불안했다. 식이 강박을 한 번 겪어 봤기 때문에 이런 강박이 나를 해친다는 것도 깨달았다.

불안하고 찝찝했지만 운동을 못하는 날은 꾹 참고 그냥 넘어가도록 마인드 컨트롤을 했다. 매일 운동을 해야 한다는 생각을 버리기로 한 것이다. 운동의 종류도 바꿨다. 항상 목표를 이룰 수 있는 챌린지 성격의 운동을 했는데, 다양한 루틴을 정해 놓고 그날그날 하고 싶은 운동을 하는 것으로 바꾼 것이다.

운동 강박이 나쁜 것은 아니다. 몸을 건강하게 만드는 운동을 하루라도 빼 놓지 않고 하겠다는 마음은 좋은 강박이라고 생각한다. 다만, 과해져서 스스로 스트레스를 주거나 다른 사람의 걱정까지 곡해할 정도라면 자신을 돌아봐야 한다. 건강이란 몸의 건강을 말하기도 하지만 마음의 건강도 포함되어 있기 때문이다.

자신이 가진 강박이 스스로를 괴롭히는지 긍정적인 작용을 하는지 체크해 보라. 나를 괴롭히고 있다면 하루 정도는 넘어가도 괜찮다고 마인드 컨트롤을 하는 연습이 필요하다. 그것이 진정으로 건강한 다이어트를 하는 길이다.

오랜 운동시간에
집착하게 돼요

Q. 운동을 하면서 안 되던 동작이 될 때, 들지 못하던 무게를 들게
될 때 쾌감이 너무나 커요. 제 능력이 어디까지인지 궁금하기
도 하고요. 그러면서 자꾸 운동시간이 길어져요. 더구나 평소
하던 루틴대로 운동을 하면 땀이 나지 않고 운동을 한 것 같지
않아서 더 시간을 넘기게 돼요. 너무 많은 시간을 운동에 쓰니
까 제가 해야 할 다른 일들이 자꾸 뒤로 밀려서 걱정이에요. 운
동시간에 집착하지 않고 운동하는 방법이 있을까요?

우리 몸은 역치를 가지고 있기에 같은 강도의 운동을 반복하
면 그에 적응해 버린다. 하지만 역치를 올려서 운동을 했다 하는 느

낌을 주기 위해 무한정으로 운동시간을 늘릴 수는 없다.

우선 자신의 최대 운동시간을 정해 놓아라. 일상생활에 문제가 없을 정도의 시간을 계산해서 1시간 혹은 2시간으로 정해 놓고 그 안에서 운동을 해야 한다.

그 후 매번 강-강-강의 강도가 아니라 강-약-중-강-약-중-중-강 이렇게 랜덤 한 강도로 운동을 해 보라. 같은 강도의 자극을 계속 주면 몸이 적응을 해서 더 이상 반응을 하지 않기 때문이다.

정확한 동작에
더 집중해야

또한 강도에만 변화를 주는 틀을 깨야 한다. 이를테면 오늘은 홈트로 어깨 운동을 한다면, 다음 날은 덤벨을 들고, 그다음 날은 맨손으로 자신의 체중을 이용해서 하고, 또 그다음 날은 밴드를 이용해서 하는 것처럼 같은 부위와 같은 동작이라도 자극을 다르게 주는 것이다.

높은 난이도의 운동을 하는 분이라면 동작의 정확성을 높이는 데 더 많은 시간을 써야 한다. 동작을 익히는 단계는 지났기 때문에 정확한 동작으로 해야 더 큰 효과를 가져다준다. 그렇지 않고 자신의 습관을 그대로 고수한 채 진행하는 것은 노동을 하는 것과 다름 없다.

예를 들어 누워서 다리를 올렸다가 내리는 레그레이즈를 할 때 허리가 매트에서 너무 떨어지지 않는지, 복부의 힘을 최대한 느끼고 있는지 체크해야 한다.

오래 운동을 해야만 운동을 한 것 같다고 느껴지는가? 운동시간을 늘리기보다 운동의 질을 높여 보라. 집중할 수 있고 일상생활에 지장을 주지 않는 적당한 시간을 찾아야 한다. 꼭 고강도 혹은 장시간 운동만이 우리 몸에 자극을 주고 효과가 있는 것은 아니라는 사실을 기억하라.

가장 적절한 운동시간?

그렇다면 가장 적절한 운동시간은 얼마일까? 나는 대학생 때 하루 2시간에서 2시간 반 정도 매일 운동을 했다. 처음에는 살을 빼려는 오기로 이를 악 물고 2시간을 채웠다. 그러다 매일 2시간 이상을 하니 1시간만 했을 때는 운동을 끝까지 하지 못했다는 찝찝한 마음이 들었다. 하지만 지금은 하루에 최대 1시간 반 정도 운동시간을 갖고 있고 매일의 스케줄에 따라 이마저도 유동적이다.

이렇게 할 수 있는 방법은 운동의 질을 높였기 때문이다. 강사 이전에 엄마이기 때문에 해야 할 일들이 너무나 많다. 최소한의 시간에 최대의 효과를 낼 수 있는 루틴이 필요했다. 다음은 내가 하루 10분 정도의 시간을 들여 하는 운동 루틴이다.

 최소 시간으로 최대 효과를 내는 운동 루틴

- ☑ 중고강도 복근 운동 & 전신 운동 3분
- ☑ 어깨, 등, 엉덩이 등 하고 싶은 부위 운동 3분
- ☑ 골반 교정, 라운드 숄더 운동 등 해야 하는 운동 3분

오전 운동이라면 여기에 가벼운 유산소 운동을 10~20분 정

도 추가했고 저녁 운동이라면 여기에 쿨다운 스트레칭 4~7분을 추가했다.

나의 루틴을 따라 하지 않아도 된다. 땀이 흠뻑 나지 않아도 끝나고 나면 운동을 했다는 자극을 느낄 수 있는 난이도가 어느 정도인지 스스로 찾아보라. 그에 맞는 운동 영상을 찾아 따라 하라. 그후 적응이 된다면 조금 더 난이도를 높여 줘라. 나만의 영상 리스트는 변화하는 몸에 맞춰 계속 다시 만들어야 한다.

인생은 길어요

나중에 언제라도 마음만 먹으면 다이어트를 할 수 있다고 생각하는가? 지금 빼지 않고 유지하지 못하면 나중에도 할 수 없다. 지금 못 하는 건 나중에도 못하는 것이다.

힘들지 않은 사람은 없다. 매일같이 서서 일하는 사람도 출근하기 전 일찍 일어나 운동을 하고, 야근이 잦아 집에 밤늦게 돌아오는 사람도 식단 도시락을 싸서 다닌다. 육아하는 엄마들도 마찬가지다. 아이들이 어질러 놓은 집안을 정리하고 아이들을 먹이고 재우다 보면 감정적인 소모는 물론이고 체력적인 소모도 크다.

그래도 지금 당장 다이어트는 시작해야 한다. 어느 누구도 상황이 여유롭고 할 만한 상황이라 다이어트를 하는 게 아니다. 자신의 상황이 제일 힘들다 생각할 필요도 잘난 사람과 비교해 내 몸이 너무 초라하다고 생각할 필요도 없다. 자신의 슬픔과 고통이 가장 커 보이기에 하지 못하는 것들을 합리화시킬 뿐인 것이다.

여전히 운동이나 식이를 할 수 없는 이유만 찾고 있는가? 생각해 보라. 엄마는 아이가 아파서 밤을 새도 그다음 날 밥을 챙겨 주고 아이를 돌본다. 머리가 아무리 아파도 아이가 잠들 때까지는 쉬지 않는다. 쉴 시간도 없음은 물론이다. 이 모든 것은 엄마의 힘으로 하는 것이다.

이처럼 엄마는 자신의 한계를 넘어 무언가를 해 본 경험이 있다. 아이도 낳고 키우는데 못할 게 없다. 핑계를 대고 합리화를 하기보다 자신의 자리에서 최선을 다해 보라.

엄마들의
바디 프로필 프로젝트

나와 함께 다이어트를 시작한 지 한 달이 지난 후 많은 분들이 "족발은 먹어도 되나요?", "땅콩버터는 먹어도 되나요?"와 같은 질문을 한다. 체중이 조금씩 빠지고 있으니 이 정도면 괜찮다는 마음이 들기 때문이다.

몸은 지금 상태를 유지하기 위해 극도로 노력하고 있다는 항상성의 이야기를 기억할 것이다. 우리 몸은 2~3kg이라도 빠지면 호르몬과 정신적인 것을 조절해서 원래대로 되돌리려고 한다. 때문에 끊임없이 자신의 마음을 돌아보며 경계해야 한다. '아, 지금 이런 상태구나, 괜찮아, 그래도 나는 계속할 거야' 하는 마음이 있어야 한다. 그래야 남들도 가지지 못하고 스스로도 지금껏 가져 보진 못한 몸을 가질 수 있다. 예쁜 몸 만들기가 쉬웠으면 다들 예쁜 몸을 가졌을 것이고 그렇게 가치 있게 느껴지지 않을 것이다.

내가 다이어트를 할 때는 올바른 다이어트를 안내해 주는 길잡이가 없었다. 해이해진 마음을 다잡을 방법을 몰랐고 가고 있는 길이 바른 길인지 확신할 수도 없었다. 여러분이 나와 같은 시행착오를 경험하지 않았으면 하는 마음으로 엄마들의 바디 프로필 프로젝트를 진행하고 있다. 이것은 굶는 다이어트를 해서 사진 촬영을 하는 프로젝트가 아니다. 절대 굶거나 극단적으로 줄이지 않고 4끼를 영양가 있게 먹는 다이어트를 기본으로 한다.

시험을 준비하면서 공부에 몰입하고 실제 시험을 봐서 개념이 정리된 경험이 있을 것이다. 바디 프로필도 마찬가지다. 매번 하던 운동과 식이에서 벗어나 탁월한 몰입을 이끌고 내 몸의 가동성을 한 단계 올려 준다. 자꾸만 나태해지는 마음도 다잡게 해 준다.

바디 프로필을 시작하기 전 많은 분들이 "제가 할 수 있을까요…? 저는 의지가 약해요"라고 말한다. 나는 일단 시작만 하라고 대답한다. 그 후 같은 상황과 목표를 가진 엄마들로 팀을 구성해서 긍정적인 자극을 받도록 한다.

바디 프로필을 찍는 날에는 많은 분들이 눈물을 보인다. 해냈다는 성취감과 그간의 시간이 한꺼번에 지나가는 복잡한 감정의 눈물이다. 운동과 식이를 하는 분이라면 바디 프로필에 꼭 도전해 보라. 자신의 몸을 객관화하고 나태해진 다이어트의 끈을 조일 수 있을뿐더러 앞으로 나아갈 힘도 만들어 준다. 인생은 길다. 늦지 않았다. 엄마가 되어도 전성기는 온다.

클로이와 함께 다이어트한 엄마들의 생생 후기

아이랑 몸으로 놀아 줘도 더 이상 힘들지 않아요!

운동을 하고 건강한 식단이 습관이 되니까 얼굴에 생기가 돌아요. 그냥 마른 게 아니라 건강이 탱글탱글 차오른다고 해야 할까요? 그 전에는 아이가 혼자 놀 수 있는 놀이 키트를 계속 사들이며 육아를 버거워했는데, 체력이 좋아지니까 아이랑 몸으로 많이 놀아 주게 되었어요. 엄마인 제가 힘이 나니까 아이와의 관계가 더 좋아진 것은 물론고요. 집 안 분위기 자체가 달라져서 저도 정말 행복해요. 체력에서 배려심과 친절함이 나온다는 말을 몸소 체험 중이에요.

_허포크 님

병원을 언제 갔는지 기억이 가물가물할 정도예요

저는 건강 때문에 운동을 시작했어요. 매년 환절기마다 감기에 걸리고 몸살이 났거든요. 운동을 하고 나서는 언제 병원에 갔는지 기억이 가물가물할 정도예요. 살이 안 빠진다고 초조해하고 걱정하기보다는 내 몸 상태를 먼저 돌아보라고 말씀드리고 싶어요. 클샘의 말처럼 내가 정말로 원하는 목표를 정하면 변화에 크게 신경 쓰지 않게 되거든요. 체중 감량은 저절로 따라와요.

_쩡 님

평생 샐러드만 먹을 수는 없잖아요? 클샘을 추천해요

어릴 적엔 굶는 다이어트를 많이 했던 것 같아요. 나이가 들면서 똑같이 굶어도 예전만큼 금방 살이 빠지지 않고 건강에도 바로 타격이 오더라고요. 요요의 후폭풍도 만만치 않았고요. 클로이 샘을 만난 후에는 느리더라도 오래 지속할 수 있는 건강한 다이어트법을 찾았어요. 앞으로도 클로이 샘의 말씀처럼 운동과 건강한 식이를 병행하면서 관리하려고 해요. 평생 샐러드만 먹을 수는 없으니까요.

_애완용기린 님

요즘, 엄마들의 다이어트

초판 1쇄 인쇄 2022년 8월 3일
초판 1쇄 발행 2022년 8월 10일

지은이   클로이(이서연)

펴낸곳   이지퍼블리싱

편집진행   성주영
책임편집   이승미

마케팅   김정현 이민우 김이슬
영업   이동진

디자인   강희연

주소   경기도 파주시 광인사길 209, 202호
대표번호   031-927-9965
팩스   070-7589-0721
전자우편   edit@izipub.co.kr
출판신고   2018년 4월 23일 제 2018-000094호

ISBN   979-11-90905-24-4 (13510)